간추린 재활의학

Physical Medicine & Rehabilitation **POCKETPEDIA**

간추린 재활의학

Physical Medicine & Rehabilitation

HOWARD CHOI,MD
Fellow, Departments of Physical Medicine & Rehabilitation
Spaulding Rehabilitation Hospital, Harvard Medical School
Fellow, Advanced Spinal Cord Injury Medicine
Boston Veterans Affairs Healthcare System
Postdoctoral Fellow, Department of Neurosurgery, Harvard Medical School
Division of Neurosurgical Research, Boston Veterans Affairs Healthcare System

ROSS SUGAR,MD
Fellow, Emory University
Georgia Pain Physicians
Pain Management Fellowship

DAVID E. FISH,MD,MPH
Staff Physiatrist
University of California Los Angeles Spine Center
Assistant Professor, Department of Orthopaedics
University of California Los Angeles School of Medicine

MATTHEW SHATZER,DO
Fellow, Spinal Cord Injury
Kessler Institute for Rehablitation
Department of Physical Medicine & Rehabilitation
University of Medicine and Dentistry of New Jersey Medicine School

BRIAN KRABAK,MD
Assistant Professor and Associate Program Director
Department of Physical Medicine & Rehabilitation
Johns Hopkins University School of Medicine
Assistant Professor
Division of Sports Medicine, Department of Orthopedics
Johns Hopkins University School of Medicine

영 문 출 판 사

■ **옮긴이** (가나다순)

김경윤 동신대학교 물리치료학과 교수
김원호 울산과학대학 물리치료과 교수
김응수 (전) 을지대학교 노원을지병원 정형외과 과장
김종만 서남대학교 물리치료학과 교수
오덕원 대전대학교 물리치료학과 교수
이건철 경남정보대학 물리치료과 교수
이문규 씨티재활병원 물리치료 실장
정형국 안산1대학 물리치료과 교수

Physical Medicine & Rehabilitation POCKETPEDIA

by Howard Choi, Ross Sugar, David E. Fish, Matthew Shatzer, Brian Krabak

간추린 재활의학

2009년 3월 2일 초판인쇄
2009년 3월 9일 초판발행

지은이 : Howard Choi, Ross Sugar, David E. Fish, Matthew Shatzer, Brian Krabak
옮긴이 : 김응수 외
발행인 : 박 병 조
발행처 : 도서출판 영문출판사
등 록 : 1987년 12월 21일 제2-419호
주 소 : 서울시 강남구 삼성동 69-1
전 화 : (02) 514-5590, 776-5590
팩 스 : (02) 756-8943
E-mail : yeongmunsa@empal.com
정 가 : 12,000원
ISBN 978-89-7224-191-1 93510

※ 파본은 교환해 드립니다.

역자의 글_

이 책은 재활의학 전문의나 재활의학에 관심이 있는 사람들이 손쉽게 접할 수 있도록 간결하게 구성된 책이다. 임상에서 다루어지는 내용들이 이 책에 모두 수록되어 있다고 생각한다. 임상에서 주로 만나게 되는 질환이나, 치료에 필요한 검사 및 치료법 등이 잘 요점화되어 있다. 이 책은 보면 볼수록 책의 가치가 높아지는 책인 것 같다. 독자들도 이 책을 대충 읽어보는 것도 좋지만, 관심을 갖고 읽어보면 책의 진가를 느낄 수 있을 것이다.

이 책이 출간되는데 도와주신 영문사 박병조 사장님과 임직원에게 감사드린다.

2008년
역자 일동

차례_Contents

소개의 글(FOREWORD)

자가 학습과 전문가적 연구에서 얻어진 고유의 개념을 이 책을 통하여 알려주는 것이 중요한 과제이다.

이러한 개념을 특별한 방법으로 나타낼 필요성을 느끼기에 Johns Hopkins병원 훈련 프로그램 일부에서 차트, 표, 강의용 자료를 인용하였다.

이 책이 포괄적이거나 PM&R 교과서를 대체하지는 않으나, 독자 여러분들이 필요할 때 재빨리, 쉽게, 옆에 두고 볼 수 있는 유용한 책이 되길 바란다.

Gerald Felsenthal, md
Former Chairman (Retired), Department of Physical Medicine & Rehabilitationm Sinai Hospital of Baltimore; Former Program Director, Sinal Hospital-Johns Hopkins University School of Medicine Residency Training Program in physical medicine & Rehabilitation

머리말(INTRODUCTION)

저자들은 이 책에 관심을 둔 독자 여러분에게 대단히 감사를 드립니다. 이 책이 도움이 되길 희망하며 앞으로 나올 책에는 가능한 더 더욱 유용한 책이 되도록 노력하겠습니다. 책에 관한 건설적인 비평이 있으시다면, 주저하지 마시고 choi@hms.harvard.edu으로 연락 주시길 바랍니다.

다시, 감사드리면서 여러분의 성공을 기원합니다.

2002년 9월 2일

저자들

조언자들(CONSULTANTS)

David T. Burke, md, ma
Director, TBI Rehabilitation Program
Spaulding Rehabilitation Hospital
Assistant Professor and Program Director,
Depatrment of Physical Medicine & Rehabilitation
Harvard Medical School

Steven Kirshblum, md
director, SCI Services and Ventilator Dependent Program
Sssociate director, Kessler Institute for Rehabilitation
Associate Professor, Department of Physical Medicine & Rehabilitation,
University of Medicine and Dentistry-New Jersey Medical School

Roland R. Lee, md
Associate Professor of Radiology,
University of New Mexico, and
VA Medical Center, Albuqueerque
(Formerly, Assistant Professor of Radiology [Neuroradiology] at
Johns Hopkins University School of Medicine,
Director of Spine Imaging and
Associate Director of MRI,
Johns Hopkins Hospital)

Dawn Lucier, pt
Senior Neupo-Physical Therapist
Spaulding Rehabilitation Hospital

공헌자들(ACKNOWLEDGMENTS)

저자들은 (알파벳 순으로) 다음의 공헌자들에게 감사의 뜻을 전합니다.

Carol anders (Sinai hospital Baltimore)
Isabel Borras, MD (Sinal Hospital of Baltimore)
Yuemei Corliss, PhD (Allergan, Inc.)
Timothy Dillingham, MD (John Hopkins University School of Medicine)
Robert Hurley (Lippincott Williams & Wikins)
Mary Macy, MD (U.S Navy, Great lakes Naval Hospital)
Frank Pidcock, MD (John Hopkins University School of Medicine)
Christiana Sahl (Lippincott Williams & Wilkins)
Eileen Wolfberg (Lippincott Williams & Wilkins)
Ellen Zhan, MD (Boston VA Healthcare System)

Abbreviations and Notes Regarding the Text

Due to considerable space constraints, some unconventional methods were employed to maximize the limited space available. These include: 1) the omission of the phrase "with the permission of the publisher" in some captions (all tables and figures *are* being used with permission of the respective publishers); 2) the listing of only the first author when citing most references (again, severe space constraints have precluded the use of the phrase "et al." in all instances; readers are advised to review the original work for the other authors); 3) the use of non-standardized but commonly used shorthand such as "pt" or "pts" for "patient(s)" and "tx" for "treatment"; included below are some of the abbreviations used in this text.

AC	acromioclavicular
ACCP	American Coll. of Chest Physicians
ACL	anterior cruciate ligament
ADF	ankle dorsiflexion
ADLs	activities of daily living
ADM	abductor digiti minimi
ADQ	abductor digiti quinti plantae
AFO	ankle foot orthosis
AH	abductor hallucis
ALS	amyotrophic lateral sclerosis
APB	abductor pollicis brevis
APF	ankle plantarflexion
APL	abductor pollicis longus
AROM	active range of motion
ASIA	American Spinal Injury Assoc.
AVN	avascular necrosis
b/l	bilateral
BKA	below knee amputation
BMI	body mass index
CMAP	compound motor action potential
CMC	carpometacarpal
COG	center of gravity
CPM	continuous passive motion
CWS	comfortable walking speed
DF	dorsiflexion
DIP	distal interphalangeal
DRG	dorsal root ganglion
DTR	deep tendon reflex
dx	diagnosis
ECRB	extensor carpi radialis brevis
EDC	extensor digitorum communis
EHL	extensor hallucis longus
EMG	electromyography
EPB	extensor pollicis brevis
ER	external rotation
FDI	first dorsal interosseus
FDP	flexor digitorum profundus
FDS	flexor digitorum superficialis
FES	functional electrical stimulation
FPL	flexor pollicis longus
f/u	follow up
fx	fracture
GH	glenohumeral
GRF	ground reactive force
h/a	headache
HF	hip flexion
HKAFO	hip knee ankle foot orthosis
HMSN	hereditary motor and sensory neuropathy
HO	heterotopic ossification
IA	intraarticular
IP	interphalangeal
IR	internal rotation
ITB	iliotibial band
KAFO	knee ankle foot orthosis
KF	knee flexion
KO	knee orthosis
LBP	low back pain
LEMS	Lambert-Eaton myasthenic synd
LEx	lower limb/extremity
LMN	lower motor neuron
LOC	loss of consciousness
LS	lumbosacral
MCL	medial collateral ligament
MCP	metacarpophalangeal
MG	myasthenia gravis
MET	metabolic equivalent
MS	multiple sclerosis
MTP	metatarsophalangeal
MUAP	motor unit action potential
MVA	motor vehicle accident
NCS	nerve conduction study
NCV	nerve conduction velocity
NIDRR	National Institute on Disability and Rehabilitation Research
NMJ	neuromuscular junction
N/V	nausea/vomiting
OOB	out of bed
ORIF	open reduction internal fixation
PCL	posterior cruciate ligament
PF	plantarflexion
PIP	proximal interphalangeal
POD	post-operative day
PROM	passive range of motion
PSW	positive sharp wave
PT	physical therapy
PTB	patellar tendon bearing
PWB	partial weight-bearing
RCT	randomized controlled trial
RICE	rest, ice, compression, elevation
ROM	range of motion
Rx	prescription
SACH	solid ankle cushioned heel
SCI	spinal cord injury
SI	sacroiliac
SNAP	sensory nerve action potential
SSEP	somatosensory evoked potentials
Sx	symptoms
TBI	traumatic brain injury
TENS	transcutaneous electrical nerve stimulation
TFL	tensor fascia latae
THA	total hip arthroplasty
TLS	thoracolumbosacral
TMT	tarsometatarsal
TNF	tumor necrosis factor
TR	transradial
UEx	upper limb/extremity
UMN	upper motor neuron
US	ultrasound
VC	vital capacity
VEP	visual evoked potentials
VMO	vastus medialis obliquus
WB	weight-bearing
WBAT	weight-bearing as tolerated
WC	wheelchair

I. 근골격계/스포츠/정형외과학

A. 관절을 움직이는 주요 근육

운동(관절운동각도)	근육	신경	신경근
어깨굴곡(180)	전방 삼각근	액와신경	**C5,C6**
	오구완근	근피신경	**C6,C7**
어깨 신전(45)	광배근	흉배신경	**C6**,C7,C8
	대원형근	견갑하신경	C5,**C6**,C7
	후방삼각근	액와신경	**C5,C6**
어깨 외전(180)	중간삼각근	액와신경	**C5,C6**
	극상근	상견갑신경	**C5**,C6
어깨 내전(40)	대흉근	내외흉신경	**C5-T1**
	광배근	흉배신경	**C6**,C7,C8
어깨 외회전(90*)	극하근	상견갑신경	**C5,C6**
	소원형근	액와신경	**C5,C6**
어깨 내회전(80*)	견갑하근	상하하견갑신경	**C5,C6**
	대흉근	내외흉신경	**C5-T1**
	광배근	흉배신경	**C6**,C7,C8
	대원형근	하견갑신경	C5,**C6**,C7
어깨 올리기(으쓱거림)	승모근	부척추신경(**제11뇌신경**)	
	견갑거근	**C3,C4** ±(C5)	
팔꿈치 굴곡(150)	이두박근	근피신경	**C5,C6**
	삼완근	근피신경	**C5,C6**
	삼완요근	요골신경	**C5,C6**
팔꿈치 신전	삼두박근	요골신경	C6,**C7,C8**
전완부 회외(80)	회외근	요골신경	C5,**C6**,C7
	이두박근	근피신경	**C5,C6**
전완부 회내(80)	회내원근	정중신경	**C6,C7**
	회내사각근	정중신경	**C8,T1**
손목 굴곡(80)	요수근굴곡근	정중신경	**C6,C7**,C8
	척수근굴곡근	척골신경	C7,**C8**,T1
손목 신전(70)	장요수근신전근	요골신경	**C6,C7**
	단요수근신전근	요골신경	**C6,C7**
	척수근신전근	요골신경	**C7,C8**
중수지관절 굴곡(90)	충양근	정중신경 · 척골신경	**C8, T1**
	수부골간근	척골신경	**C8,T1**
근위지간관절굴곡(100)	천수지굴곡근	정중신경	**C7-T1**
	심수지굴곡근	정중신경, 척골신경	C7,**C8,T1**
원위지간관절굴곡(90)	천수지굴곡근	정중신경, 척골신경	C7,**C8,T1**

운동(관절운동각도)	근육	신경	신경근
중수지관절, 수지신전	수지신전근	요골신경	**C7,C8**
	시지신전근	요골신경	**C7,C8**
	소지신전근	요골신경	**C7,C8**
수지외전(20)	후방골간근	척골신경	C8,**T1**
	소지외전근	척골신경	**C8,T1**
수지내전	전방골간근	척골신경	C8,**T1**
무지굴곡	단무지굴곡근	정중신경, 척골신경	**C8,T1**
	장무지굴곡근	정중신경	C7,**C8,T1**
무지신전	단무지신전근	요골신경	**C7,C8**
	장무지신전근	요골신경	**C7,C8**
무지외전(70)	장무지외전근	요골신경	**C7,C8**
	단무지외전근	정중신경	**C8,T1**
무지내전	무지내전근	척골신경	**C8,T1**
고관절굴곡(120)	장요근	대퇴신경	**L2,L3**,L4
고관절신전(30)	대둔근	하둔신경	**L5,S1**,S2
고관절외전(40)	중둔근	상둔신경	L4,**L5,S1**
	소둔근	상둔	L4,**L5,S1**
고관절내전(20)	장내전근	폐쇄신경	**L2,L3**,L4
	대내전근	폐쇄, 좌골신경	L2,**L3,L4,** L5,S1
고관절외회전(45)	내외폐쇄근	내폐쇄	L3-S2
	대퇴사각근	대퇴사각	**L2,L3,L4**
	이상근	이상근신경	**S1,S2**
	상 · 하쌍자근	내폐쇄	L4-S2
	대둔근후방섬유	대퇴사두근, 하둔신경	**L5,S1**,S2
고관절내회전(45)	소둔근	상둔신경	L4,**L5,S1**
	중둔근	상둔신경	L4,**L5,S1**
	대퇴근막장근	상둔신경	L4,**L5,S1**
슬관절굴곡(135)	반건양근	좌골신경의경골분지	**L5,S1**,S2
	반막양근	좌골신경의 경골분지	L4,**L5-S2**
	대퇴이두근	좌골신경의 경골, 비골분지	L5,**S1,S2**
슬관절신전	대퇴사두근	대퇴신경	**L2,L3,L4**
발목관절배측굴곡(20)	전경골근	심비골신경	**L4,L5**,S1
발목관절저측굴곡(45)	장딴지근육	경골신경	L5,**S1**,S2
	가자미근	경골신경	L5,**S1,S2**
발목관절내번(35)	후경골근	경골신경	L4,**L5**,S1
발목관절외번(25)	장비골근	천비골신경	L4,**L5**,S1
	단비골근	천비골신경	L4,**L5,S1**
족지신전	장무지신전근	심비골신경	L4,**L5**,S1
	장족지신전근	심비골신경	**L5,S1**

* 어깨 IR/ER은 팔의 거상에 따라 변한다. ROM에서, 0° 는 해부학상의 위치이다.

B. 선택적 근골격계 이상에 대한 치료

1. 상지

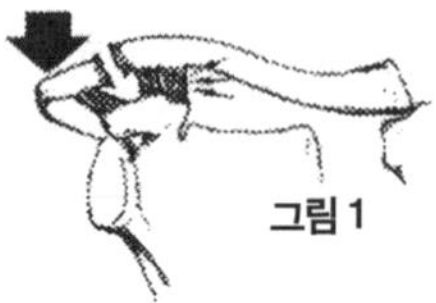
그림 1

견봉쇄골 염좌 및 파열 - 어깨를 내전한 상태로 넘어지면서 손상된다. 제1형(Rockwood 분류)은 전위되지 않은 손상으로 국소압통이 있으나, 변형은 없는 상태이다. 제2형(그림 1)은 견봉쇄골 관절이 파열되고, 오구쇄골인대가 손상된 상태이나 오구쇄골간격은 정상이다. 제1,2형에 대한 치료는 팔걸이, 냉찜질, 진통제 외 점진적인 관절운동과 불안정한 제2형 손상은 2~4주간 팔걸이가 필요하다. 통증없이 완전한 관절운동이 가능하면 스포츠에 참여할 수 있다. 제3-4형 손상은 견봉쇄골관절과 오구쇄골인대의 파열이며 정형외과적 내고정수술이 필요할 수 있으며, 특수 팔걸이(sling-and- swath)로 오랜 시간 고정해야 한다.

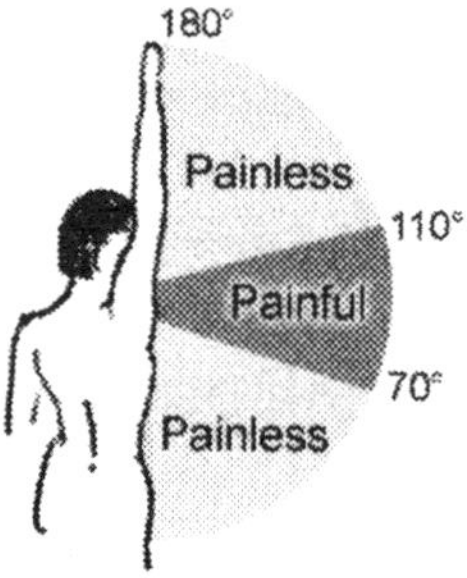

회전근개건염/견관절충돌 증후근 - 유발인자는 견봉의 모양과 반복되는 던지기 동작(공던지기, 라켓 스포츠, 수영 등)이며, 쑤시는 통증은 밤에 심하고 던지기 동작 시에 악화되며, 굴곡과 외전이 제한된다. 수동적으로 팔을 외전할 때 70~110° 범위에서 통증범위 (Painful arc)가 존재한다. Neer 검사와 Hawkins 검사로 충돌증후군 진단함/검사자는 한손으로 견갑골을 고정한 후, 다른 손으로 환자의 팔을 거상하고, 통증 발생시 양성으로 판단한다. Hawkins 검사는 팔꿈치를 구부리고 어깨를 90° 회전한 후 내회전 시킨다. 상지낙하검사(drop arm test)는 상지를 수동적으로 외전시킨 후, 환자로 하여금 팔을 유지하도록 한다. 팔을 지탱하지 못하고 떨어뜨리면, 회전근개의 완전 파열을 의미한다. 통증이 심한 어깨는 통증과 부종이 감소될 때까지 쉬게 하고 얼음찜질과 진통소염제를 투여

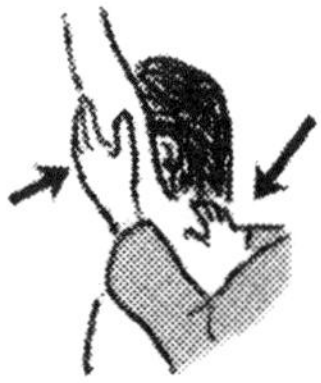
Neer's test

그림 1 courtesy of **Rockwood CA**, ed.: *Rockwood & Green's Fxs in Adults*, 3rd ed. JB Lippincott, 1988.

한다. 던지기 동작은 피해야 하고 물리치료는 부드러운 스트레칭과 근력강화 운동을 한다. 이상의 치료가 실패한 경우, 견봉하공간에 스테로이드 주사를 할 수 있으나, 2개월내에 반복주사는 피한다. 운동은 근력과 관절운동이 정상이 될 때까지 점차 늘려가고, 수개월간의 보조적치료와 스테로이드 주사가 효과가 없을 때 수술적 치료를 고려한다. 견봉성형술이 가장 널리 쓰이는 치료로 견봉을 갈아내어 견봉하공간을 넓게 한다. 손상된 힘줄도 다듬어 낼 수 있고 수술 후 근력회복에 수 개월이 소요된다.

전방관절탈구 - 전방탈구가 후방탈구보다 흔하며 합병증으로는 액와신경 마비, 재탈구, 회전근개파열(노인에서 호발) 등이 있다. Bankart 병변(좌측그림)은 전하방 관절와순의 견열손상이며 재발의 일차적인 원인이다. Hill Sachs 병변은 상완골두의 후외방이 탈구되면서 관절와 전방에 눌려 상완골두의 압박골절이 일어난 것이다. 재발의 원인으로 탈구 당시의 나이가 중요하며 나이가 어릴수록(거의 90%) 나이가 많은 환자에 비해(40세 이상, 10~15%) 재탈구가 많이 일어난다.

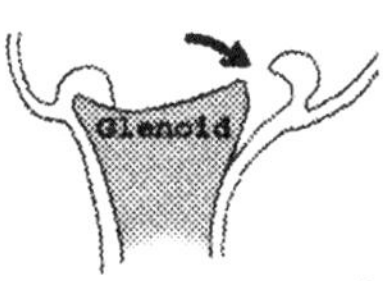

급성탈구 시 정복시키는 다양한 방법이 있으며 변형 스팀슨 방법은 환자를 엎드리게 한 후 상지에 5~10파운드의 추를 달아준다. 15~20분 후 근육이 이완되면서 정복되게 된다.

초기 재활치료는 얼음찜질과 팔걸이 고정을 1~3주간 시행한다. 이때 주관절, 손목 그리고 손의 운동을 허용해 강직을 막는다. 등척운동 및 부드러운 추운동은 팔걸이를 한 채로 시행하고, 45° 이상의 외전과 외회전은 피한다. 나이가 많은 환자에게는 동결견이 올 수 있으므로 오래 고정하지 않는다. 일단 관절낭이 치유되었다면, 관절운동과 근력강화 운동을 통해 늘려 나간다. 탈구나 불안정성이 있는 경우, 치료나 수술방법, 시기 등에 논란의 여지가 많다.

유착성관절낭염 - 점차적으로 견관절의 운동범위가 줄어들면서 통증을 동반하는 질환으로 외전과 외회전에 가장 영향을 많이 받으며, 내회전에 가장 영향이 적다. 이는 점액낭염, 회전근개건염 등으로 고정을 오래한 경우에 생기며 치료는 소염진통제와 열치료를 하면서 점차 운동범위를 늘려나간다. 스테로이드 주사나 마취하에서의 치료가 도움이 될 수 있으며 회복은 수개월에서 1년 정도 걸린다.

이두박근건염 - 던지기 동작 등 팔을 머리 위로 드는 동작을 많이 하는 경우 과사용으로 인해 발생하며 어깨충돌증후군을 동반한다. 이두박근건구에 압통이 있으며 스피드검사로 팔꿈치를 편 채로 저항을 주면, 거상 시에 통증이 생긴다. 치료는 소염진통제와 행동제한 등을 하며 물리치료를 병행하고 호전되지 않는 경우, 스테로이드 주사를 해 볼 수 있다.

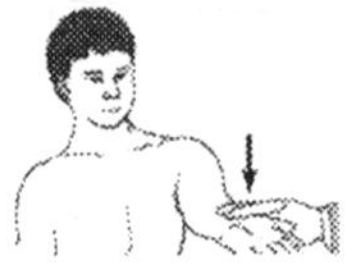

견갑골불안정증 - 내측견갑골 불안정성의 경우, 이를 익상견갑이라고 한다. 전거근(장흉신경)의 약화로 기인된다. 벽을 밀어볼 때 견갑골이 들리게 된다.

외측 불안정성은 승모근(11번신경. 부신경의 약화)에 기인하며 견갑골이 외전한다.

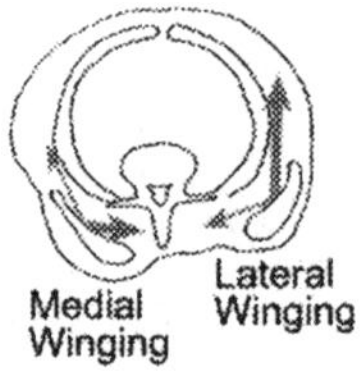

골퍼주관절(내상과염) - 굴곡, 회내 근육군의 기시부인 내측상과 부위에서 건 조직의 과다 사용에 의해 발생한다

초기치료는 RICE(상대적 휴식, 얼음찜질, 압박, 거상)와 소염제를 사용한다.

통증시기에도 스트레칭을 하는 것이 중요하다. 일단 통증과 염증이 가라앉으면 근육강화운동을 시작하는데 손목굴곡근, 손목신전근, 손목요측운동근, 회내근 등을 강화한다.

척골신경손상에 주의하면서 국소 스테로이드 주사를 할 수 있고, 테니스엘보 보강끈이 효과적일 수 있다.

테니스엘보(외상과염) - 신전근의 건염으로 특히 단요수근신전근을 침범한다. 손목신전근 스트레칭과 강화운동을 병행한다. 보존적 요법이 비교적 효과가 있으나 재발이 흔하다. 테니스엘보 보강끈을 통증부위소 원위부에 착용하는 것이 도움이 된다. 테니스라켓 그립을 좀 더 큰 것으로 바꾸고, 줄의 긴장도를 낮춰 준다. 이러한 보존적 치료가 효과가 없을 경우, 국소스테로이드 주사를 시행할 수 있다. 5일~1주 간격으로 3회까지 시행할 수 있고, 이러한 치료가 실패했을 경우 수술적 치료를 시행한다.

드퀘벵 병 - 장무지외전근과 단무지 신전근을 포함하는 손목의 제 1구획의 건초염이다.

Finkelstein 검사법은 엄지손가락을 감싸며 주먹을 쥐고 척측으로 손목을 젖히면 통증이 유발된다. 치료는 통증을 유발하는 행동을 금하고 소염진통제를 투여하고 스트레칭과 근력강화를 시행한다. 엄지손가락을 감싸는 기브스를 시도할 수 있다. 급성기 통증과 염증 발생시에 국소 스테로이드 주사를 3회까지 시행할 수 있다. 잘 낫지 않고 심한 경우, 수술적 치료를 한다.

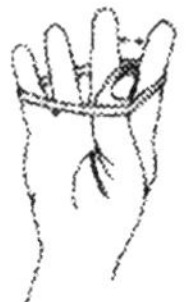

그림 1
강화운동

주상골 골절(가장 흔한 수근부 골절) - 주로 손을 뻗은 채로 넘어질 때 잘 발생하고 코담배갑부위(Snuffbox)에 압통이 있다. 초기 X-ray상 발견이 되지 않더라도 석고 고정 등을 통해 고정해야 하고, 2주경에 방사선 검사를 다시 시행한다. 이 때에도 발견되지 않고, 임상적으로 골절이 의심되면 CT나 MRI를 시행한다.

주요 혈액순환이 원위부에서 이루어지므로 불유합및 무형성괴사가 근위부에서 흔하다. 전위되지 않은 골절은 나선상 붕대로 고정하고 등장성 근육수축은 석고 고정을 한 채로 시행한다. 전위된 골절의 유합이 되지 않은 경우, 수술을 시행한다.

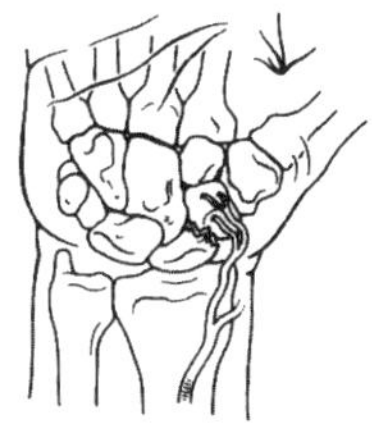

그림 2
주상골의 혈액공급

방아쇠 수지(수지협착성 건초염) - 수지건의 건막의 염증으로 결절을 형성하여 손가락 신전 시에 굴곡건 활차에 걸려 신전을 방해한다. 당뇨나 류머티스 관절염이 있을 때 잘 발생하며, 소염진통제나 스테로이드 주사로 통증과 염증을 줄일 수 있다. 수장측 수부 기브스를 이용해서 수지관절 운동은 허용하되 중수수지 관절을 고정해

주면, 염증 및 통증을 줄이는데 도움을 줄 수 있다. 일부에서는 건을 풀어주는 수술적 치료가 필요할 수 있다.

2. 하지

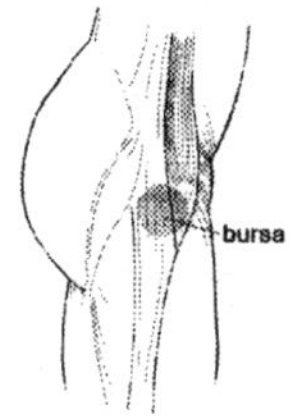

대전자 점액낭염 - 걷거나 달릴 때 또는 환측으로 누울 경우 통증이 발생한다. 대전자위에 압통이 있을 수 있다. 소염진통제나 장경대 스트레칭을 시행한다. 통증이 심한 경우, 스테로이드를 점액낭에 주입해서 효과를 볼 수 있다.

장경대 증후군 - 과도한 운동이나 바닥이 고르지 못한 면을 달린 후 발생한다. 대퇴골 외과 즉, 무릎 외측에 20~30° 굴곡 시 통증이 생긴다. 무릎외측과 Gerdy 결절부에 압통이 있다.

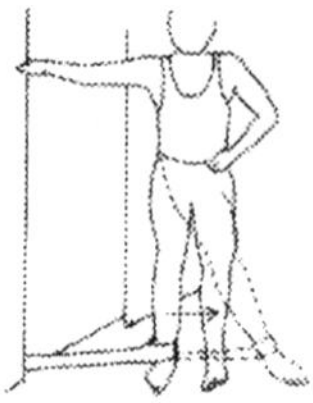

그림 1
쎄러밴드를 이용한
고관절 강화운동

Ober 검사 양성.

재활은 장경대와 고관절 굴곡근, 대둔근을 스트레칭 해주고, 내전근을 강화하는 운동을 시행한다. 냉찜질, 초음파 등이 도움이 된다. 족부의 회내변형을 교정하고 달릴 때는 편평한 곳을 이용한다.

스테로이드 주사를 통증이 있는 부위에 주사할 수 있다. 증상은 보통 호전되는데 2~6개월이 소요된다.

우측 : Ober 검사는 장경대의 구축을 검사하는 방법으로 이환된 부위를 위로 하며 옆으로 눕는다. 고관절을 굴곡하고 최대 외전시킨 후 고관절을 신전시켜 다리를 놓게 되면, 장경대에 구축이 있는 경우 다리가 떨어지지 않는다.

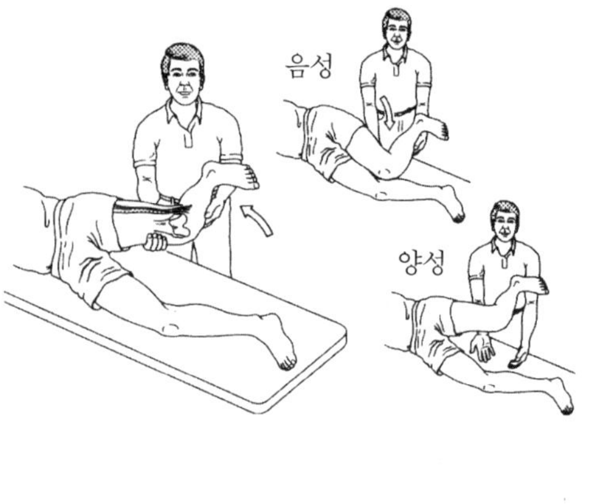

거위발건 점액낭염 - 경골 상부 내측부위에 슬괵근이 부착하는 부위로 통증과 압통이 있다.

치료는 내측 슬괵근을 스트레칭하고, 스테로이드 주사를 할 수 있다. 운동선수는 무릎 보호대가 도움이 된다.

전방십자인대(ACL) - 경골고평부 전방 내측에서 후방상방으로 주행한다.

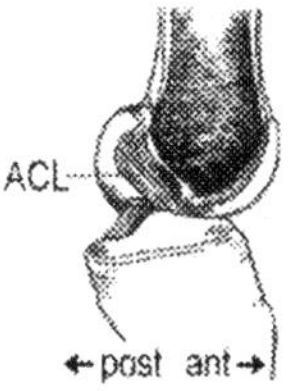

그림 1

대퇴골에 대해 경골이 안쪽으로 빠지거나 비정상적인 외회전, 과신전되는 것을 막아 준다.

운동선수에서 주요한 기능은 갑자기 속도를 줄일 때, 관절의 안정성을 유지한다.

과도하게 회전하거나 방향을 바꾸는 경우, 과신전 또는 과굴곡되는 경우, 손상된다.

손상 시 터지는 느낌이 들기도 한다. 손상 후 바로 부종과 함께 불안정증이 발생한다.

Lachman 검사(그림 2)는 무릎을 20~30° 구부린 후 시행하며 특히 후외방섬유를 검사한다. 약간의 이완은 정상일 수 있으며 반대측과 비교가 요구된다. 민감도는 전방전위검사에 비해 높다(99% 대 54%).

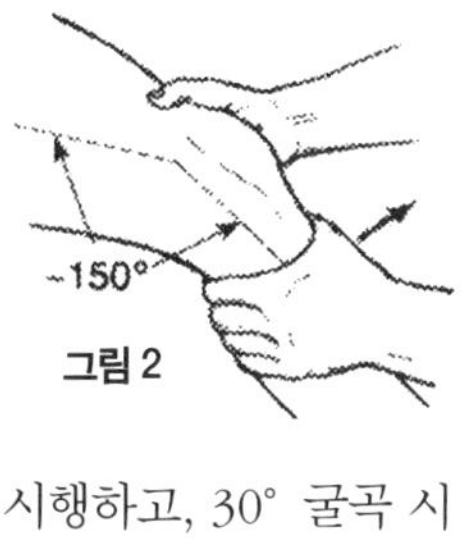

그림 2

Pivot shift 검사는 외측으로 누워서 시행하며 경골을 내회전한 채로 무릎을 신전시키는데 이때 외반력을 가해서 시행하고, 30° 굴곡 시 덜컹하는 느낌과 함께 관절이 정복되면, 전방십자인대 손상을 의미한다. MRI로 확진하고 다른 동반 손상을 확인한다.

전방십자인대의 비수술적 치료는 위치 감각 운동과 슬괵근 근력강화를 시행한다(그림 3). 쪼그리고 앉아서 대퇴사두근을 강화하면, 전방슬개골 통증을 예방하는데 효과가 있다. 보조기는 최대 신전과 회전력을 막는다.

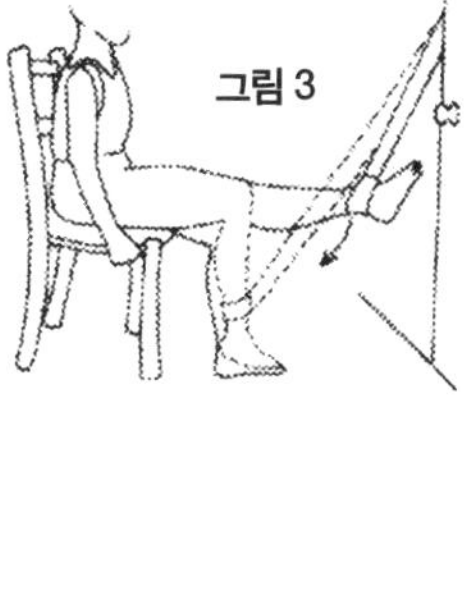
그림 3

수술의 결정은 손상 정도와 불안정 정도, 그리고 환자

의 활동력을 고려해 결정한다. 젊고 활동력이 많을수록 수술이 더욱 필요하다. 수술 후 재활기간은 6~9개월이 필요하나 최근에는 점차 빨라지고 있다. 수술 후에는 보조기를 최대 신전시킨 상태로 두고, 비수술적 방법과 같이 슬괵근 강화와 고유감각 훈련이 중요하다.

첫 6주간은 관절 운동범위를 향상시키는게 중요하며 강도와 저항을 6~10주 사이에 강화하고, 더욱 강해질수록 좋다.

후방십자인대(PCL) - 후경골 과간 부위에서 시작해서 전방 상방으로 올라가서 내측 대퇴과내측부에 부착한다.

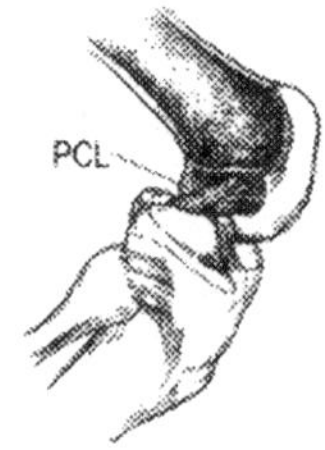

대퇴골에 대해 경골이 후방전위되거나 과도한 내회전을 막아준다.

후방십자인대 손상은 경골이 계기판을 치게 되는 교통사고 후 잘 발생한다.

무릎을 구부린 채로 떨어지거나 높은 외반력을 받을 경우에도 잘 발생하며 부종은 흔하지 않다. 후방전위검사나 sag(늘어짐) 검사를 통해 검사하고, 경골이 후방으로 밀리는 것을 관찰할 수 있다. 치료는 보조기 필요 없이 대퇴사두근을 강화해서 호전을 기대할 수 있고, 심각한 손상의 경우 관절경 재건술을 시행한다.

반월연골손상 - 반월연골 손상은 경골과 대퇴골사이에 위치하여 접촉 면적을 넓혀주고 충격흡수의 역할을 한다. 손상의 기전은 굴곡된 무릎에 과도한 회전력이 가해져서 발생한다. 외측보다 내측 손상이 많다. 무릎이 잠기거나 뚝뚝 소리가 나게 된다. 진찰 시 관절면에 압통, 부종, 완전 신연이 안되는 것을 관찰할 수 있다.

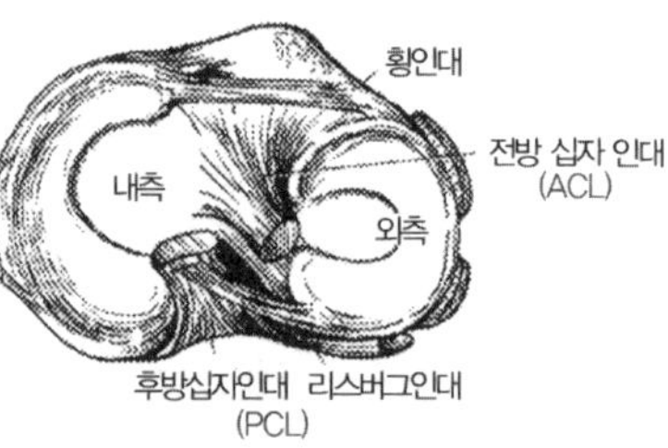

McMurray 검사는 환자를 바로 눕히고, 고관절과 무릎을 최대한 굴곡한 후 시행한다. 외전과 외회전력을 가하며 신전시키는데 통증이나 소리가 나는 경우 내측 반월연골의 손상을 의미한다. 내반 내회전력을 가하며 외측 반월연골을 평가한다. 이

검사는 가끔 심한 통증을 유발하며 일부에서는 신뢰도가 높지 않다.

Apley 검사는 손상을 악화시킬 수 있어 주의를 요한다.

진단에 가장 좋은 방법은 관절경 검사이다.

치료는 손상의 정도에 따라 다르고, 비수술적 치료는 RICE 요법, 소염제와 슬괵근, 장경대 스트레칭을 해준다. 관절 천자로 혈종을 제거하면, 통증 감소에 효과가 있다.

수(水)치료와 목발을 이용한다. 이완된 쪽의 근력이 70~80% 이상 회복된 경우 운동에 참여할 수 있다. 무릎이 잠기고 자꾸 붓는 경우, 수술을 시행한다. 수술은 점차 발전되어 최근에는 완전 적출술은 시행하지 않는다. 가능한 많이 남겨서 퇴행성 변화를 막는 것이 중요하다.

외측 1/3 부위는 혈관이 풍부해 봉합을 하는 것이 좋고, 내측 1/3은 제거한다. 부분 반월연골절제술 후에는 6주간 완전체중 부하를 금하고, 점차적으로 관절운동범위와 근력운동을 늘려나가며 쪼그려 앉지 않는다.

대퇴슬개골 통증 증후군 - 원인은 과사용 및 근육불균형과 생역학적 이상을 들 수 있다. 무릎 전방의 통증은 운동 시 발생할 수 있으며 오래 앉아 있는 경우, 계단을 내려갈 때 악화된다. 급성기에는 휴식 및 얼음찜질, 소염진통제를 사용하며 오래 앉아 있는 것을 피한다. 재활치료는 대퇴사두근, 슬괵근, 장경대, 장딴지 근육을 스트레칭하고, 대퇴사두근 강화운동을 시행한다.

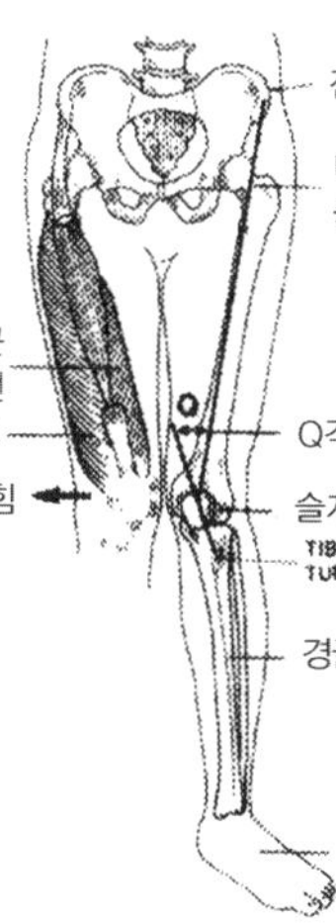

Above: Sequelae of an ↑Q angle. Normally, ♂ Q is 13°; ♀ is 18°.
출 처 : **Fu F, Stone D**: *Sports Injuries: Mechanisms, Prevention & Tx.* Williams & Wilkins,

전통적으로 마지막 0~30° 까지의 좁은 범위만 이용해서 대퇴사두근의 내측두를 강화하는 운동을 한다. 이에 대해 논란이 많으나, 레그프레스 기구를 이용해서 대퇴사두근을 강화한다. 무릎을 완전히 구부리고 운동하거나, 발을 땅에서 떨어진 채로 운동하는 것은 통증을 악화시킬 수 있다. 운동 시에는 슬개골을 테이핑을 적용해서 적절한 슬개골 주행이 되도록 돕는다. 일부에서는 보조기를 이용해 무릎과 발의 변형을 도와주면, 증상완화에 효과가 있다. 때때로 전기 자극과 바이오 피드백이 효과가 있다. 수술은 거의 시행하지 않으나 증상이 심하고 호전되지 않는 경우 고려할 수 있다.

운동유발성 하지 통증-정강이 부목(shin splint)이란 병명은 운동 후 통증이 유발되나, X-ray상에서 이상이 발견되지 않는 경우를 의미하는 비특이적 명칭이다. 주로 경골 후 내측 부위 골막염이 원인으로 생각된다. 달리기 선수나 체조, 무용수 등에서 발생 빈도가 높고, 부적절한 신발이나 바닥이 딱딱한 경우에 많이 발생한다. 경골 원위 1/3에 걸쳐 통증과 압통이 관찰된다. 휴식 후 통증은 빠르게 감소하고 수동적으로 스트레칭을 해도 악화되지 않는다.

치료는 휴식, 소염진통제, 초음파와 운동전후 냉찜질이 좋다.

경골의 스트레스 골절의 원인은 경골 스트레스증후군과 그 원인이 같다. 스트레스 골절은 주로 비골과 제2 중족골에 더욱 흔하다.

처음에 통증은 운동 시에만 발생하다가, 나중에는 체중 부하 시에도 계속 아파지고 결국 쉴때도 아프게 된다. 원위경골 부위에 압통부위가 있고, X-ray상 초기에는 나타나지 않다가 수주 후 보이게 된다. 골주사 검사 민감도가 높다. 목발 등을 이용해서 체중을 4~6주 덜어주고, 소염진통제나 전기자극 치료를 시행한다.

전방경골 스트레스 골절은 수개월이상 쉬어야 한다. 호전되지 않는 경우 골이식술이 필요할 수 있다.

하지의 만성 구획 증후군은 일정기간 운동 후 발생하며 위약감, 저린감, 감각저하가 함께 나타난다.

기타 검사들은 보통 정상소견이다. 쉴 때와 운동 후 구획의 압력을 측정한다. 휴식기 압력이 30mmHg 이상이고, 운동후 15초 시에 60mmHg 이상이면, 이 질환을 의미한다. 초기치료는 소염진통제와 적절한 신발 착용, 훈련 시의 잘못을 교정한다. 1~2개월 후에도 계속되면 근막절개술을 시행할 수 있다.

아킬레스 건염 - 과사용, 회내변형, 후족부 내반변형, 아킬레스와 종아리근 슬괵근의 유연성 감소로 인해 발생한다. 농구선수는 특히 반복되는 점프로 인해 발생하게 된다. 달리기 선수는 갑자기 운동강도를 늘릴 때 발생한다. 운동 전후 통증과 부종이 증상이며 촉진 시 결절이 만져지기도 한다. 까치발을 서기 힘들 수 있으며 만성 건염은 건 파열로 이어질 수 있다. 적절한 치료에 대해 논란이 많으나 PRICE 원칙에서 시작한다.

물리치료는 초음파가 효과적이다. 족저굴곡근 강화가 중요하며 내리막길에서 운동하는 것이 좋고, 오르막길은 피해야 한다. 뒷꿈치를 올리는 것은 초기에 좋으나, 오래 사용시 아킬레스가 짧아지므로 피해야 한다. 잘 맞는 신발을 뒷축이 단단한 보강 하는 것이 중요하다. 아킬레스건 자체에 주사는 파열의 위험이 있으므로 피해야 한다. 심하고 만성적인 좋은 혈액순환을 보여도 회복에 2년 이상 걸릴 수 있다. 파열 시에 젊고 활동적인 경우 수술을 하며 나이가 많고 좌식생활을 하는 경우 기브스만 하기도 한다.

발목관절 염좌 - 족저굴곡된 발을 내번하면서 외측인대의 염좌가 발생한다. 주로 전거비인대가 손상되며 손상이 커짐에 따라 거종인대가 다음에 다치고 후거비인대가 마지막에 다치게 된다.

전방전위검사에서 50mm이상 전위되면 양성으로 볼 수 있고, 거골경사 검사로 거종인대를 평가한다.

심한 염좌 시에는 원위경비인대 결함을 X-ray상 검사하며 손상된 경우 수술적 치료를 시행한다.

내측인대(삼각인대)의 손상은 외반력에 의해 발생하며 흔하지 않으나, 근위부 비골 골절(Mainsonneuve 골절)과 연관이 있다.

재활치료는 주로 3단계로 나뉘어진다. 1단계는 첫 1~3일에 걸쳐 체중부하를 할 수 있을 때까지이며 RICE원칙에 준한다. 뜨거운 물이나 알코올 등은 부종을 심하게 악화시킬 수 있어 피해야 한다. 2단계는 수일에서 수주가 경과하며 관절 운동범위를 늘리고, 발목관절주위 근육을 강화하고, 아킬레스건을 스트레칭한다. 3단계는 관절 운동 범위가 거의 정상이고 통증과 부종이 없을 때 시행하는데

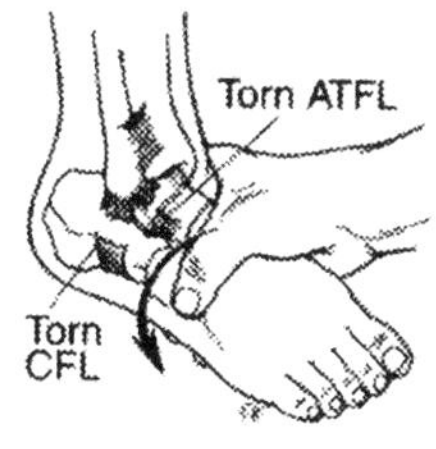

평형원판운동, 달리기, 8자뛰기, 지그재그 뛰기 등을 통해 지구력과 위치 평형감각을 발달시킨다.

운동으로 복귀는 논란이 많으나, 제 1도 손상(불안정성 없고 최소한의 손상)은 0~5일 정도 걸리고, 제2도 손상(중등도의 불안정성과 기능적 손상)은 7~14일 정도 걸리며 제 3도 손상(완전인대파열로 체중부하 불가능)은 21~35일 정도 걸린다.

원위경비인대결합 손상은 21~56일 정도 소요된다.

족저근막염 - 운동선수나 오래 서 있거나 걷는 직업을 가진 사람에게 흔히 발생한다. 반복된 미세 손상이 족저근막에 통증과 염증을 유발한다. 생역학적으로 과회내된 발에 생길 수 있다. 아침 첫 수발자국에 통증이 발생하며 운동시작 초기에 아프다.

치료의 기본은 매일 반복적으로 족저근막과 아킬레스건을 스트레칭하는 것이다. 걷거나 뛰거나 하는 동작을 줄이고, 수영이나 싸이클을 시행한다. 신발은 쿠션이 좋고 발 뒤꿈치를 잘 싸주는 신발을 신고 높은 하이힐은 피한다. 딱딱한 깔창보다 부드러운 깔창이 좋고 증상을 악화시키지 않는다.

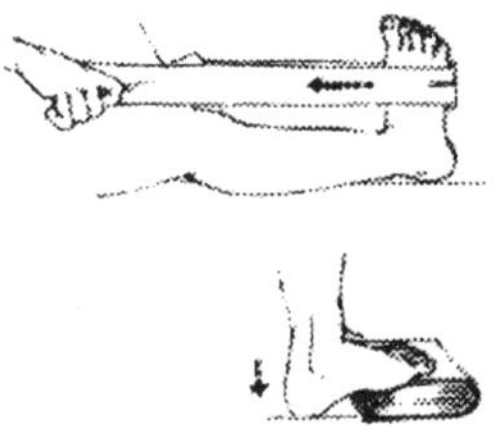

소염진통제나 얼음찜질이 도움이 될 수 있다. 다른 치료가 잘 듣지 않는 경우 야간 부목을 이용한다. 통증이 일단 가라 앉으면, 스트레칭을 계속하며 운동량을 늘려나간다. 보통은 6~12주내 보존적 치료로 호전이 되며 드물게는 국소 스테로이드 주사를 시행할 수 있다. 그러나 발꿈치 지방의 괴사가 발생할 수 있으므로 주의해야 한다. 이러한 모든 방법이 실패하였을 경우, 수술적으로 손상된 족저근막 유리술을 시행할 수 있다.

그림 1 courtesy of **Rouzier P**: *The Sports Medicine Patient Advisor*, SportsMed Press, 1999.

C. 스포츠/운동참여전 평가 방법

1. 일반적 주의사항

병력 청취 시에 가장 중요한 질문은 가족이나 당사자의 과거 심혈관 계통의 병력이다. 신경학적 및 근골격계 문제 역시 중요하다. 신체 검사 시에는 비후성 심근병증을 알기 위해 자극 검사를 시행한다. 이는 젊은 운동선수에서 가장 중요한 사망원인이다.

심각한 병력이나 증상이 없는 경우에는 심전도 검사나 트레드밀 검사는 필요하지 않다. 심폐 기능에 심각한 장애가 없고 대사장애가 없는 경우라도, 남자는 45세 이상 여자는 55세 이상은 심한 운동을 시작하기 전에 스트레스부하 검사를 받아야 한다. 그러나 천천히 강도를 올리며 조심스럽게 시행하는 경우, 나이가 많더라도 큰 문제가 되지는 않는다.

2. 운동 참여전 평가 방법의 예

Exam feature	Comments
혈압	참가자의 나이, 키, 성을 고려함.
정신상태	Hartan 증후근을 의심할 수 있는 키가 너무 크거나 장골의 길이가 긴 경우를 찾음.
눈	시력의 저하를 찾아냄.
심혈관계	비대 또는 기능 상실을 각각 유발하는 증가된 강도와 변위를 알기 위해 최대 충동지점을 촉진한다.
	큰 심장잡음은 똑바른 또는 발살바 자세에서는 증가하고 비대한 심근병증으로 쪼그려 앉은 자세에서는 감소하므로 청진을 시도한다.
호흡기계	호흡시 보조근 사용. 호기가 길어질 때 또는 천명이 들리는지 확인하고, 운동 유발성 천식을 확인하기 위해 운동 검사를 시행한다.
소화. 생식기계	간, 비장 비대가 있는지 확인한다.
	탈장 등은 운동에 금기는 아니나, 고환 등에 종양을 형성할 수 있다.
근골격계	'2분검사' 를 이용하여 어깨, 무릎, 발목 등을 평가할 수 있다.
피부	사마귀, 단순포진, 백반증, 풍진, 옴 등에 대해 검사하고, 접촉이 많은 스포츠는 당분간 금지한다.

3. 운동 참여에 금기가 되는 사항

다음 조건은 운동에 참여해서는 안된다 : 급성심근염, 심막염, 비후성 심근병증, 조절되지 않는 혈압(저항을 많이 가하는 운동을 피함). 관상동맥질환이 의심될 때 긴 QT 간격증후근, 최근의 뇌진탕 또는 뇌좌상, 잘 조절되지 않는 경련성 질환 일시적인 마비 또는 위약감이 있었을 때, 경상적현구증, 비장비대가 동반된 전염성 단핵구종, 식이 장애 등으로 경기력이 떨어지는 선수 등.

D. 고관절 골절 후의 재활

일생동안 산업화된 사회에서 고관절 골절의 가능성은 여성에서 18%, 남성에서 6%에 달한다. 골다공증과 낙상이 위험인자이다. 골절 후 1년내 20%, 2년내 33%가 사망한다. 1/3에서 골절후 입원치료를 요하고, 2/3에서 골절 전 상태로 회복하지 못한다. 특별한 내과적 질환이 없는 한 수술이 필요하다.

대퇴경부골절 - 안정되고 전위되지 않는 골절은 여러개의 나사못으로 고정한다. 수술 후, 수일 내에 보조기구를 이용하여 보행을 시작한다.

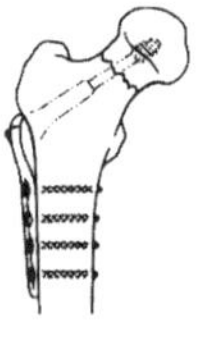

전위되어 만족할 만한 정복을 얻기 힘들거나 65세 이상, 기존 퇴행성 관절염이 있는 경우에는 이극관절치환수술로 수술한다. 수술 후 치환물이 이탈되는 것을 막기 위해 고관절을 외반시켜 주고, 수일 내 보행을 시작한다.

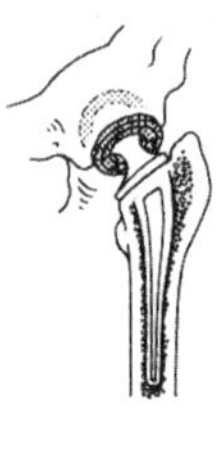

전자간 골절 - 인공골절인 경우, 활강 고 나사를 이용하여 고정하고 체중부하 시 역동적 압박을 제공한다. 골수강내 금속정을 이용할 수 있다. 불안정 골절의 경우, 일정기간 체중부하를 제한해야 한다.

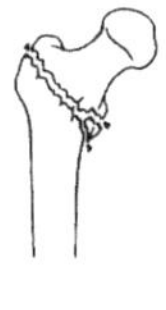

전지하 골절도 마찬가지로 치료하며 체중부하를 제한한다. 재활시기의 합병증으로는 무기폐, 폐렴, 빈혈, 불유합, 골두 모혈성괴사, 수술부위감염, 고정물 해리, 하지길이 부동, 심부정맥 혈전증, 변비, 피부궤양 등이 있다.

E. 관절치환 수술 후 재활

1. 고관절 전치환술(THA)

생역학적으로 고정된 무시멘트 기법은 치환술과 골사이에 안정된 고정을 제공하나, 좀 더 긴 시간(2~3달)동안 골이 재생되기 위해 부분 체중 제한이 필요하다.

시멘트 고정방법은 즉각적인 체중부하가 가능하나, 나중에 해리가 일어나고 재수술이 필요할 수 있다. 수술 후 1일째 침상안정을 하며 3각형을 베개를 이용하여 고관절은 외전시켜준다.(6~12주)

고관절 탈구방지를 위한 이러한 주의는 수술 후 12주까지 유지시켜주어 가성관절낭이 형성되어 탈구를 막아주게 된다.

90° 굴곡, 수동적 외전, 약간(30°)의 내회전은 허용된다. 반대편으로 내전하는 것은 피해야 한다.

후방접근법으로 수술한 경우는 외전과 과신전을 허용할 수 있으나, 전외측 접근법에서는 피해야 한다. 환자 주의사항은 아래 그림과 같다.

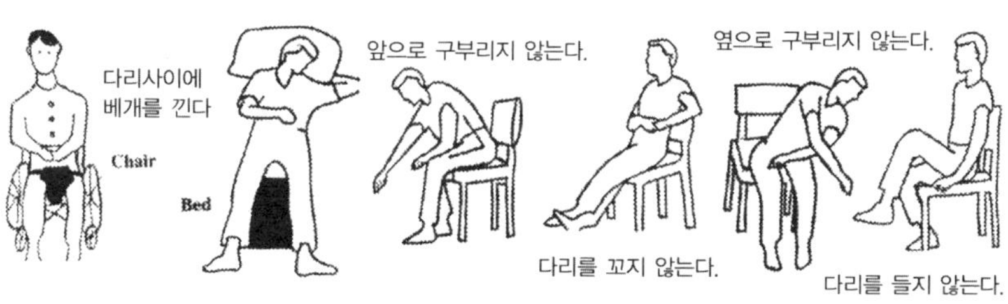

다른 주요사항은 심부정맥혈전증에 대한 예방과 수술후 빈혈, 감염, 통증조절이 중요하다.

물리치료는 근육 불균형과 탄력없는 관절낭등에 중심을 두도록 한다. 예후는 좋으나, 젊고 활동력이 큰 남자의 경우는 좋지 않을 수 있다.

2. 슬관절 전치환술(TKA)

시멘트 고정은 수술 후 즉시 체중부하가 가능하다. 무시멘트 고정은 수술 후 수개월간 체중부하를 제한해야 한다. 플라스틱 인공삽입물의 수명에 예후에 가장 중요하다.

현미경적 미세 마모가 일어나면, 인공삽입물 주위에 골용해와 삽입물 해리가 일어날 수 있다.

퇴원 전에 90° 까지 관절운동을 얻는 것이 중요하다. 무릎 밑에 베개를 대는 것은 피해야 한다. 연속수동관절운동(CPM)의 효과는 논란의 여지가 있다. 일부 연구자들은 연속관절운동이 입원기간을 줄이고, 수술 후 1년쯤 관절가동범위(ROM)를 증진시킨다고 주장한다. 그러나 대부분 연구들은 관절가동범위나 기능적 예후에서 장기간 이점이 없다고 한다.

II. 통증의학 및 척추

A. 통증. 전반적 이해와 방태생리

1. 정의 및 통증 평가

통증 평가를 위한 국제협의에서는 통증을 "실제적 또는 잠재적 조직손상과 관련된 불쾌한 감각 및 감정의 경험" 이라고 정의한다. 이상감각(Dysesthesia)이란 자발적 또는 유발되는 불쾌한 비정상적 감각을 의미한다. (Paresthesia는 불쾌하지 않은 이상 감각으로 정의될 수 있다.)

과감각증(Hyperalgia)은 정상적으로 아픈 통증이 과도하게 나타나는 것을 가리키며 이상통(Allodynia)은 통증을 일으키지 않는 자극에 통증이 생기는 것을 의미한다.

급성통증은 전형적으로 국소화되고 제한적이며 명확한 자극에 의해 나타난다. 의사나 보험공급자는 만성 통증을 6개월이상 계속되는 것을 의미하며 보통 질환에 비해 오래갈 때라고 정의할 수 있다. 만성통증 증후군이 있는 환자는 일을 피하고 진통제를 구하기 위해 학습된 행동을 하게 된다. 그들은 자신의 이미지를 왜곡하고 자신에게 장애가 있어서 사회에서 보상받는 것을 당연하게 생각한다.

얼마나 많은 통증을 느끼는지 정확히 평가할 수 있는 방법은 없다. 정신적, 정서적, 사회적, 행동적 요소들이 관여한다. 이러한 다양성에도 몇가지 유용한 평가방법이 존재한다. 10 cm의 시각통증표(VAS)는 적절하고 유용한 방법으로 생각된다. 만성 통증 시에 McGill 통증 평가 질문표가 유용하다. 점수가 높을수록 불안과 감정적 요소가 많이 작용함을 의미한다.

통증그림의 분포가 이상할수록 정신과적 문제가 많이 관여할 수 있다.

2. 병리기전

우측의 그림은 프로스타글란딘과 류코트린이 염증과 손상으로 인한 인지질의 활동 후 통증이 발생되는 기전을 설명한 것이다. 이 물질들은 신경원과 통증 수용체에 직접적으로 작용해 통증을 일으키게 된다.

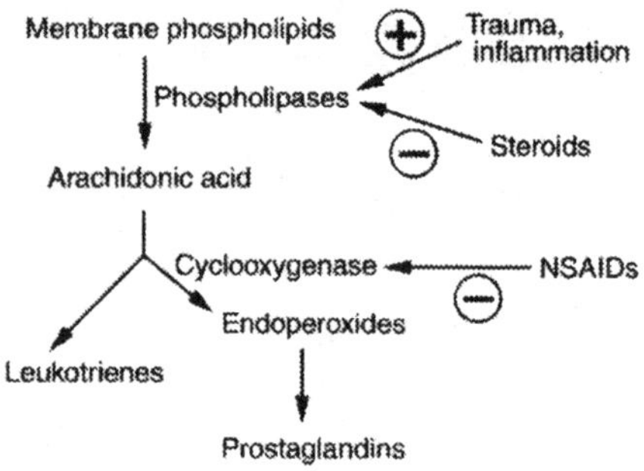

이 통증 수용체는 즉시 A-δ와 C 섬유를 통해 척추로 신호를 보낸다. A-δ섬유는 척수층 I-V에 직접 연결되며 C 섬유는 제II층과 연결된다.

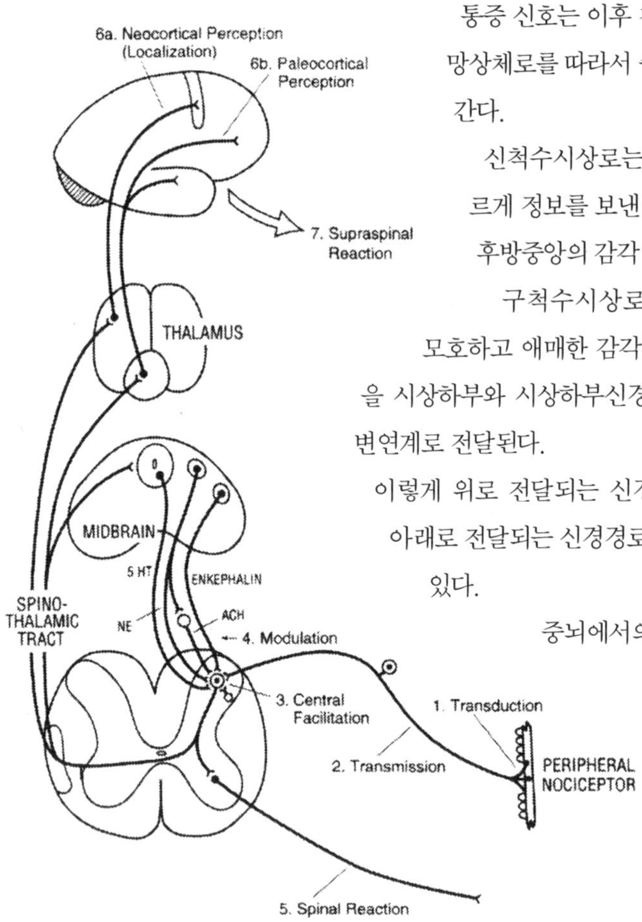

통증 신호는 이후 척수시상로와 척수망상체로를 따라서 중추신경계로 올라간다.

신척수시상로는 후배시상으로 빠르게 정보를 보낸 후 이 정보는 다시 후방중앙의 감각 중추로 보내진다.

구척수시상로와 척수망상체는 모호하고 애매한 감각과 타는 듯한 감각을 시상하부와 시상하부신경체로 보내고 결국 변연계로 전달된다.

이렇게 위로 전달되는 신경전달은 여러개의 아래로 전달되는 신경경로에 의해 제어될 수 있다.

중뇌에서의 자극은 세로토닌 형성세포를 활성화시키고 노르에피비프린 분비세포를 촉진한다. 이러한 경로는 후방각까지 내려와서 신경전달경로를 억제하는 역할을 한다.

관문조절이론(Gate Control theory)은 Melzack와 Wall에 의해 1965년 소개되었다. 이 이론에 의하면 큰 감각신경은 작은 감각신경에 의해 전달되는 통증자극을 억제할 수 있다. 이것은 통증 주위를 주무르거나 전기자극 치료와 같은 방법이 왜 효과가 있는지를 설명해 준다. 그러나 신경해부학적, 생리학적 근거는 아직 확실하지 않다.

B. 선택적 통증 증후군

1. 복합국소통증 증후군(Complex regional pain Syndrome, CRPS)

1994년 국제통증의학학회는 반사성교감신경이영양증 및 작열통을 복합국소통증 증후군 1형과 2형으로 명명했다. 복합국소통증 증후군의 원인은 외상 또는 신경학적 이상이나 오랜 기간 고정 등이 될 수 있다.

제1형은 명확한 신경손상과 관계가 없으나, 제2형은 신경손상과 연관된다. 이 질환의 진단은 임상적이며 환자가 호소하는 타는 듯한 통증, 과감각증, 이상통, 피부온도, 색깔변화, 부종과 체모, 발톱, 손톱의 변화로 진단한다.

X-ray 상에 특징적으로 군데 군데 골감소 소견이 보이고, 3단계 골주사 검사가 유용하다. 복합국소통증 증후군은 여러 단계로 구분할 수 있으나, 모든 경우에서 각 단계를 순서대로 거치는 것은 아니다. 급성기(혈류증가시기)는 손상을 받은 후 수일에서 수주후에 나타나며 수주에서 수개월이상 계속되고, 타는 듯한 통증과 감각증, 이상통, 국소 부종, 피부의 변화 등이 나타난다. 치료를 하지 않으면 이영양증(허혈성식)으로 진행되며 통증, 부종, 골다공증과 함께 기능의 감소도 나타난다.

위축성 시기에는 영양화 반응이 나타나고 불가역적인 변화가 생긴다.

현저한 근력 감소, 관절운동 감소가 나타나고 결국 경직이 올 수 있으나, 통증은 줄어들게 된다. 다양한 치료법이 있으며 물리치료로 관절운동을 향상시키고 X-교감신경차단제, 스테로이드제제, 항우울제 및 항경련제를 처방하거나 교감신경절 차단술을 시행할 수 있는데 이는 급성기에 가장 좋은 방법으로 생각되고 있다.

2. 근막 통증 증후군(Myofascial pain Syndrome, MPS)

근막 통증 증후군은 국소 부분적으로 통증 유발점이 여러 개 존재한다. 이는 섬유근육통(fibromyalgia)과 구분되어야 하고, 섬유근육통은·피곤함이 주증상이다. 통증 유발점은 국소적으로 근육안에 딱딱한 밴드를 형성하고, 촉진 시 환자가 몸을 움츠리게 되는 점프 반응이 나타나게 된다.

치료는 통증 부위에 국소마취제나 생리식염수, 스테로이드, 보툴리즘독소를 주사하고, 3일간 수동적 스트레칭을 시행한다. 전반적인 전신스트레칭과 병행하도록 한다. 냉 스프레이를 뿌리고 이완하는 마사지나 도수치료가 효과가 있다.

3. 경추 염좌(과신전손상, whiplash)

경추 염좌란 경추의 과신전과 연관된 가속과 감속에 의한 손상으로 정의할 수 있으나, 최근에는 교통사고와 관련된 대부분의 경추 손상을 일컫는 말로 사용된다. 특징적으로 운전자가 뒤에서 오는 차와 추돌한 후 발생한다. 경추 근육이 찢어지거나, 현미경적으로 미세하게 손상된다. 인대의 손상이 동반될 수 있다. 척추 주위 근육의 경련으로 인해 경추의 정상적 전만증이 소실된다. 두통, 어지러움, 시력장애와 척골신경 자극 증상이 흔하게 발생한다. 종종 손상당시에는 손상을 인지하지 못하다가, 수시간 후부터 통증이 발생한다. 분절 기능 부전과 척추후 관절 증상이 나타날 수 있다.

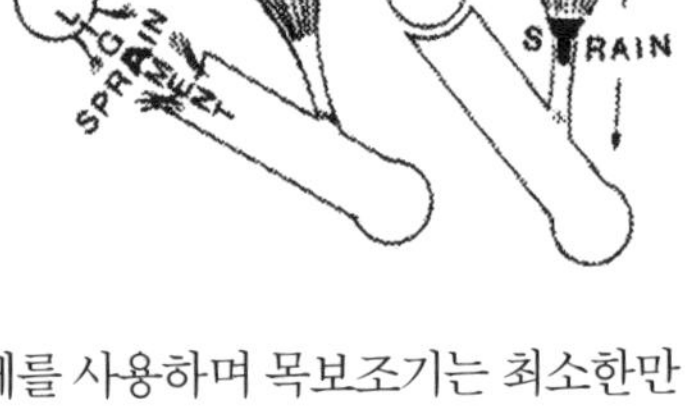

보통 치료는 국소열치료, 진통소염제, 근이완제를 사용하며 목보조기는 최소한만 사용해야 한다. 근육손상, 큰 해부학적 구조의 손상이 없다면, 대부분 2주내에 증상이 좋아지며 2주가 넘으면 같은 처방으로 자가 경부 견인을 집에서 시행할 수 있다.

두통이 4주 이상 경과 시 뇌 CT 촬영을 고려하고, 어깨와 팔 자극 증상이 4주 이상 시에는 척추 MRI 촬영이 필요하다.

4. 요통(low back Pain, LBP)

요통의 소개와 역학-대부분의 연구는 아래 늑골 하부에서 둔부주름 이상부위에 24시간 이상 계속되는 통증을 의미한다. 국제적 연구에서 요통의 시점 유병률은 15~30%이며 일생동안 60~70%가 요통을 경험한다.

60세 이하의 8.5%, 60세 이상의 5%에서 요통으로 인해 활동에 지장을 받는다. 약 1%의 미국인이 요통으로 장애를 계속 겪고, 다른 1%에선 일시적으로라도 장애를 경험한다. 그러나 대부분의 환자는 해부학적으로 큰 이상은 발견되지 않으며 약 15%에서만 문제가 발견된다. 4주 이상의 증상을 가진 환자의 4~5%에서 디스크탈출증과, 4~5%의 척추관협착증, 4%의 압박골절, 1%에서 전이성 암이나 골수염, 1% 이하에서 내장기계의 병변이나 산부인과적 질환이 발견된다.

요통환자 평가시 주요사항

요통의 발생시점, 요통의 특성, 전이양상, 완화 또는 악화요인, 과거의 치료를 정확히 알아야 한다. 기계적 통증은 보통 쑤시며 쉬면 좋아진다. 디스크 유발 통증은 타는 듯한 느낌이 나기도 하며 계속된다. 통증이 무릎 아래로 방사되는 경우는 대퇴부로 방사되는 경우보다 신경근의 이상일 확률이 높다. 다리가 약해지거나 감각이 저하되는 경우는 신경이상일 가능성이 더욱 높다. 소변 보는데 이상이 있거나 항문주위 감각 이상일 경우, 마미신경증후군일 가능성이 높다. 쉴 때도 가라앉지 않는 통증은 악성 종양의 가능성도 있다.

병력을 잘 청취해야 질환에 대한 접근을 할 수 있다. 나이, 암 발생경력, 설명되지 않는 체중감소, 과거 치료에 대한 반응이 중요하다.

요로감염, 자궁감염의 경력은 척추감염을 의심하게 한다. 약물남용, 보험의 종류 등은 예후평가에 도움이 된다.

진찰은 먼저 자세를 관찰하고, 요추 전만의 감소와 증가를 평가하고, 발목 배측굴곡과 장무지신전 근력 평가가 중요하다. 발목심부건반사, 발내외측의 감각검사를 시행한다.

근력약화가 가장 신빙성 있는 지표이다. 심부건반사 감소는 요추 협착증 시 잘 동반된다. 방사통이 있는 경우, 하지 거상검사를 시행하고 각도를 잰다. 이때 무릎 아래로 통증이 방사되면 양성이다. 70° 이상에서 통증이 발생한다면, 관절에서 유발되었을 가능성이 크다. 좌골신경은 35~70° 굴곡에서 가장 스트레칭 되기 때문이다. 연부조직에 대한 평가로 근막통증유발점을 찾을 수도 있다. 척추압통이 매우 심할 경우, 감염의 가능성도 고려해야 한다.

비기질적 요통의 Waddell 징후는 통증 행동과 임상양상의 신뢰도를 측정하는데 도움을 준다. 특히 만성 통증을 평가하는데 좋다.

Waddell 징후

a. *지역화* – 지역에 걸친 위약감과 신경이상
b. *과민화* – 통증을 유발하지 않는 자극에 민감
c. *자극화* – 척추를 가짜로 회전시킬 때 통증 발생
d. *견인* – 견인 시 반응이 변하고 일정하지 않음
e. *압통* – 비해부학적이고 깊지 않음

요통환자 평가를 위한 임상병리 및 방사선 검사

상당히 유용하기도 하나, 비특이적인 검사방법에는 알칼리 포스타파제(파젯씨병, 골연화증)와 아밀라제(췌장염), 적혈구 침강속도(암, 류마티스성 다발성 근통), 임신검사(자궁외 임신), 류마티스인자/항핵항체(류마티스질환)와 소변검사(전립선염및 신장결석)등이 있다.

단순방사성 검사는 척추전위증이 의심되는 환자에서 누워서 촬영하지 말고 기립자세에서 촬영해야 한다.

단순촬영에서 관절염 소견이상과 골화증, 척추전방 전위증을 관찰한다. 보존적 치료로 잘 낫지 않는 경우는 CT 나 MRI를 검사해야 한다.

빠른 신경학적 변화나 심한 신경학적 병변의 심사에는 MRI 검사가 우선이다.

요통환자에 대한 보존적 치료

급성요통 – 단순 급성 요통한자에서 소염진통제는 효과적인 통증완화 방법이다.

일에 복귀나 병의 자연경과나 만성적 통증을 현저히 바꾸지는 못한다. 근육이완제도 플라시보에 비해 효과가 좋으나 졸립고, 의존성이 생길 수 있다. 경구 스테로이드 사용은 제한적이고 급성통증에는 효과적이지 않다.

도수치료가 비교적 효과적일 수 있으나, 물리치료나 진통제에 비해 더 효과적인지는 확실하지 않다. 익숙한 시술자에 의한 도수치료는 비교적 안전하나 심하고, 진행하는 신경학적 이상이 있는 경우에는 도수치료를 하지 않는 것이 좋다. 급성기에 침상 안정은 효과가 없다. 게다가 오랜 침상안정은 근육과 뼈에 좋지 않다. 허리운동, 요통학교, 견인치료, 코르셋, 전기자극 치료의 효과는 논란이 있다. 만성 요통에서 등척성 굴곡 운동 및 스트레칭은 효과가 있다.

만성요통 — 도수치료, 운동치료, 온천치료 및 다원적인 치료는 비교적 효과적이다. 소염진통제가 환자를 좀 더 빨리 복귀시키는데 도움을 준다.

전기치료, 근전도 바이오피드백, 보조기, 침 등의 효과는 논란이 많다. 이들의 장기적 효과에 대해서는 의문이다.

요부 통증 증후군을 일으키는 개별 질환

디스크 내장증(IDD) - 디스크는 혈액순환이 좋지 않은 조직으로 잘 치유되지 않는다. 미세파열과 섬유륜의 파열은 포스포리파제 A-2 같은 염증매개체를 분비하고, 결국 후종인대와 척추체 경막 및 주위의 혈관에 분포되어 있는 통증 감각신경을 자극한다.

위험인자로는 반복되는 회전과 오랜 시간 앉는 것이며 서서히 시작한다. 무거운 물건을 들거나, 기침, 기립, 의자에서 일어서기 등에 의해 악화된다.

진단은 디스크 조영술이나 CT-조영술로 하게 되며 치료는 보존적 요법에서 수술적 유합술까지 다양하다. 경막외 스테로이드 주사요법도 효과가 있다. 최근에는 디스크내 전기열치료법(IDET)이 소개되고 있다. 치료 전에 디스크 조영술로 진단하는 것이 좋다. 열치료는 디스크 조직에 섬유화를 유발해 통증에 둔감하게 한다. 더 나아가 튀어나온 수핵도 줄여준다. 이중 디스크내 전기열치료의 효과가 가장 좋다.

요추신경근병증 - 신경근병은 추간판 탈출증, 골성 척추관협착증, 종괴 등에 의해 발생할 수 있다. 대부분은 L4-5와 L5-S1사이에 발생한다. 교차하지거상 검사가 가

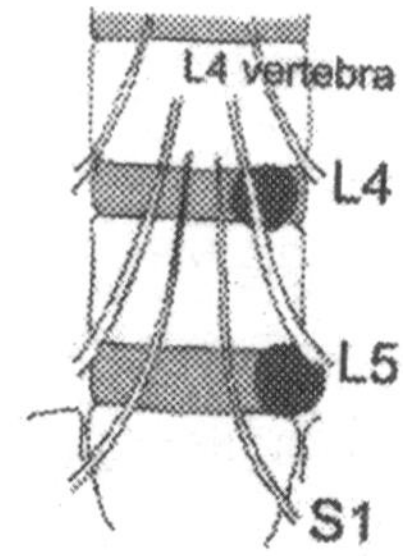

그림 1 A posterolateral L4-5 disk herniation spares the L4 root, but encroaches on the L5 root. A very far lateral L5-S1 hernia can compress the L5 root.

장 신빙성이 있고, 60° 이하에서 통증을 유발하고, 야간통, 편층 방사통, 요추 전만 감소 등이 관찰된다.

수술을 고려하거나 종양이 의심될 때는 CT 나 MRI 등을 검사한다. 이 검사가 임상적 증세와 차이가 있다면 신경전도 검사를 시행한다.

치료-경막외 스테로이드 주사가 매우 효과적이라는 증거는 많지 않다. 그러나 제1천추신경자극증세에는 마미 경막외 주사가 효과가 있다. 합병증으로는 정맥내 주사, 신경손상, 농양, 소변저류, 두통등이 있다.

수술적 치료는 중앙 탈출로 인한 대소변 장애 또는 근력약화, 적절한 보존적 치료에도 잘 낫지 않는 경우에 시행하게 된다.

요추척추관 협착증 - 협착은 중앙 척추관과 외측협부 등 다양한 곳에 발생한다. 심각한 협착은 보통 전후방 간격이 7mm 이하 또는 MRI, CT상 10mm이하, CT 척수조영검사에서 단면적 70mm이하이다. 가장 흔한 임상양상은 보행거리 감소이다. 통증은 엉덩이와 양측 하지로 방사된다. 이학적 검사상 반사가 감소하고, 하지직거상 검사는 음성이다.

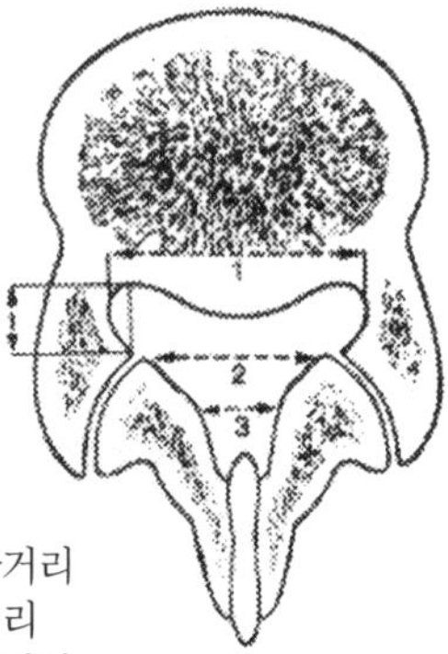

1. 척추경간거리
2. 후관절거리
3. 추궁판간거리

치료는 적극적인 보존적 요법이 주이며 허리를 굴곡시키는 보조기를 하거나 수중치료 등이 증상완화에 효과가 있다.

이러한 방법에도 계속 증상이 있거나 신경학적 이상이 악화되는 경우, 수술적 치료를 시행한다.

요추후방관절병증 - 후방관절병증은 퇴행성 변화나 외상에 의해 발생한다. 환자는 전반적인 허리통증과 엉덩이나 대퇴부로 방사통을 호소하기도 하나, 허리 아래로 방사되지는 않는다.

통증은 허리를 펴거나 측면굴곡, 회전등에 의해 악화되고 굴곡 시에 완화된다.

방사선 촬영하에서 후방관절에 주사를 하거나 내측 신경을 마취해서 증상의 변화를 보는 것이 가장 확실한 진단이다. 이후 고주파로 내측신경을 제거해서 치료하게 된다.

척추분리증/척추전방 전위증 - 척추분리증은 척추협부의 결손이며 선천성 결함이나 반복되는 외상으로 발생한다.

제 5,4 요추 순으로 잘 발생한다.

척추전방 전위증은 한 척추체가 다른 척추에 비해 앞쪽으로 전위된 것을 가르킨다. 요천추 부위에서 가장 흔하다. 척추분리증, 퇴행성 변화, 파젯씨 병 등이 원인이다.

열치료, 마사지, 고관절 굴곡근신전, 슬괵근 신전, 아킬레스 신전이 2° 이하의 전방전위 시 주치료 방법이다.

보조기나 복부스트레칭이 도움이 되며 요추 굴곡 운동과 등장성 운동이 효과적이다. 추궁판절제술 및 척추유합술로 3° 이상의 변형 시 신경학적 이상을 줄이고, 척추에 안정성을 부여한다.

III. 물리치료 방법

A. 물리치료시 주요사항

1. 진단
2. 장애 및 불편함 정도
3. 주의사항
4. 치료부위
5. 치료방법
6. 치료세기, 강도, 온도
7. 치료 빈도
8. 치료 시간
9. 치료의 목적
10. 재평가 날짜

B. 선택된 치료 방법

열치료 - 보통 40~45℃사이, 5분에서 30분정도 유지한다. 표재열 치료는 1~2cm, 심부열 치료는 3.5~8cm.

열전도는 파라핀욕이나 핫팩을 통한 접촉으로 전달된다. 파라핀은 50~54℃ 정도이나 전도율이 낮아 참을 수 있다. 열순환은 열의 흐름을 나타내며 유동액체치료, 월풀치료, 습윤공기치료가 있다.

전환치료란 열에너지가 아닌 것이 조직에서 열에너지로 바뀌는 것을 말하며, 적외선, 초음파, 저주파 치료, 극초단파 치료가 있다.

적외선 치료는 2cm깊이까지 침투한다. 초음파는 3.5~8cm까지 들어가고 연부조직과 골조직 사이에서 열이 모인다.

초음파는 0.8~1MHz의 주파수와 0.5~4W/cm²의 강도를 가지고 100cm²까지의 넓이를 치료한다. 근육보다 지방조직에 열이 많이 모인다.

열치료의 금기증은 급성출혈, 출혈성 경향, 염증, 종양, 감각이 저하된 피부통증, 감각저하, 아토피 피부, 허혈성병변이다.

초음파에 대한 금기증은 눈이나 자궁 등 액체가 차있는 공간이나 심박동기, 추궁판 절제부위와 인공관절 부위다.

저주파 치료는 성장판이 있는 곳에는 사용하지 말아야 하며, 금속물체와 콘텍트

렌즈, 생리중인 자궁에는 사용하면 안된다. 극초단파를 눈에 사용하면 백내장이 발생할 수 있다.

냉치료 - 냉치료는 열과 다르게 표면적인 적용만 한다. 냉치료의 생리적인 효과는 혈류 동역학적인 혈관수축과 신경전달속도를 늦추는 것이다.

근육의 스트레칭 반사를 늦춰 경련을 줄인다. 허혈과 감각저하, 심한 혈압이 있을 때는 금기증이 된다.

견인치료

경부견인치료-25~30Ib의 힘으로 견인한다. 30°가량 구부린 상태에서 견인해야 추간공이 가장 넓어진다.

요추견인치료-고관절과 무릎을 구부린 상태에서 체중의 26% 가량의 힘을 가한다.

25%의 힘을 추가로 가하면, 척추분리를 일으킬 수 있다. 보통 요부 통증에 쓰이는 방법이나 그 효용성에 의문이 있다. 견인치료의 금기증은 인대 불안정증과 골수염, 추간판염, 골 악성종양이 있다.

경추 견인의 금기증은 뇌기저부 동맥부전, 류마티스 관절염, 중앙디스크 탈출증이 있다.

요추 견인의 금기증은 제한성 폐질환과 임신, 위궤양, 대동맥 유리, 치질, 마미 증후군이 있다.

경피신경 전기자극치료(TENS) - 경피신경 전기자극치료의 효과를 설명하는 다양한 기전이 있다.

관문조절이론(Gate control theory)에 의해 큰 수초신경의 자극이 교양질(Substantia gelatrnosa)의 신경세포를 자극하고, 이것이 제5층의 작은 무수초신경을 억제한다는 이론이다.

기존의 높은 주파수의 전기치료는 잘 느껴지지 않을 정도의 낮은 강도의 자극을 사용한다. 침과 같은 효과의 전기치료는 강한 자극을 낮은 주파수로 보내게 되며 불쾌감을 느낄 수 있다. β-엔돌핀도 작용을 하게 된다. 전기치료의 금기증은 주변에 심박동기가 있거나, 자궁과 경동맥 근처에는 사용하지 않는다.

마사지 - 전통적인 서양의 기법으로 에플루라지, 페트리사지, 경타법과 스웨디쉬(페트리사지+경타법+딥티슈마사지) 기법이 있다. 심부 마찰 마사지는 만성 근육 유착이 있는 경우 사용한다.

근막 이완술은 특정 방향으로 가벼운 압을 적용하여 단단한 근막 안에 유착된 연부 조직을 늘려주며 시행하는 기법이다.

동양에서의 마사지는 어떤 특정부위를 누르는 방법과 시아추 기법이 있다.

절대 금기증은 악성종양, 심부정맥 혈전증, 염증성 조직 등이며 상대적 금기증은 완전히 치유가 안된 조직, 항응고제 사용 시, 석회화된 연부조직, 피부이식 부위이다.

음파영동술 - 국소에 스테로이드 등의 약물을 바르고 초음파를 가하는 방법으로 퇴행성관절염, 활액막염, 염좌, 흉터조직, 신경종 등에 사용한다.

전기영동술 - 생리적 막구조를 약물이 통과하는데 전류를 흘려보내서 촉진하는 방법으로 약물의 전신부작용을 줄일 수 있다.

IV. 보행 및 보행 보조

A. 보행주기

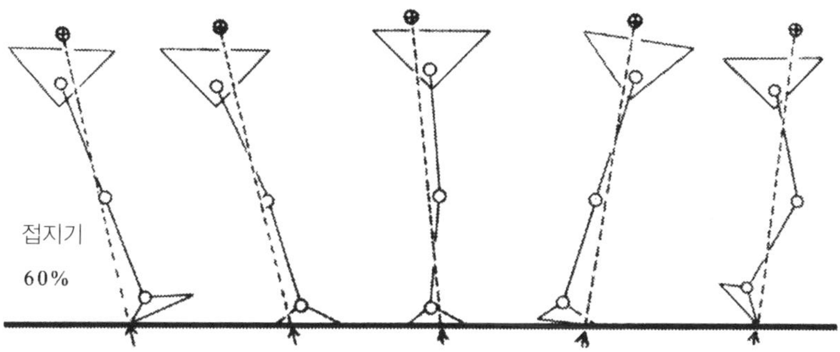

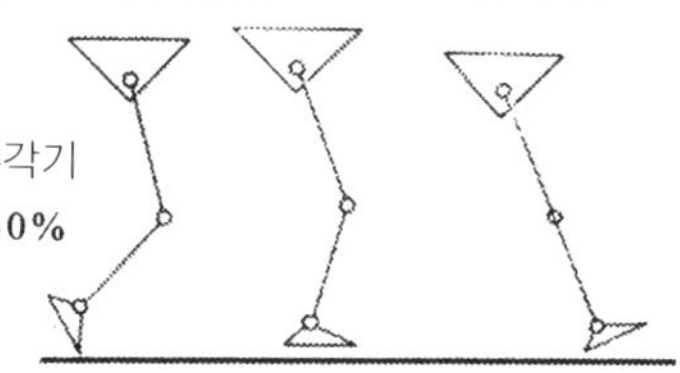

각 보행주기당 차지하는 비율을 퍼센트로 나타냄, 지면 반발력은 점선으로 표시함, 각 지면 반발력은 땅에서 사람이 밀리는 힘을 나타냄.

B. 보행의 6인자

몸의 중력 중심이 위아래와 좌우로 많이 이동하지 않을수록 효과적인 보행이라고 할 수 있다. 이를 결정하는 중요한 6개의 인자가 있으며 이것이 잘못될 경우 병적 보행이 발생하게 된다.

1. **수평면에서 골반 회전** - 각기 양쪽에서 4°가량 회전하는데 양쪽 하지를 디딜 때 가장 크게 발생한다.
2. **시상면에서 골반회전** - 걸을 때 양쪽에서 5°가량 회전한다.

3. **슬관절 굴곡** - 유각기 중기에 가장 많이 낮아진다.

4,5. **슬관절과 발목의 움직임** - 체중의 중력 중심을 부드럽게 이동하도록 해준다.

6. **외측 골반 전위** - 정상적인 슬관절의 외반이 외측으로 흔들리는 것을 줄여주며 전체 수평이동을 감소시킨다.

C. 정상보행에서 근육의 활동도

발목관절 배측굴곡근 - 전경골근, 장족지신전근, 장무지신전근 등이 발꿈치 접지 시기부터 발바닥이 땅에 닿을 때까지 원심성 수축을 하여 부드럽게 착지하도록 해준다. 유각기에는 구심성 수축을 통해 발이 땅에서 떨어져 효과적으로 전진할 수 있도록 해준다.

발목관절 족저굴곡근 - 몸이 전방으로 이동하면서 생긴 발목의 배측굴곡을 조절하기 위해 입각기 중기에 원심성 수축을 하게 된다. 발이 땅에서 떨어질 때는 구심성 수축으로 효과적으로 발가락을 들게 된다.

고관절 외전근 - 유각기 시기에 골반의 기울어짐을 줄이기 위해 반대편 입각기의 중둔근과 소둔근이 원심성 수축을 시행한다.

고관절 굴곡근 - 장요근은 중간 입각기 후 몸통의 신전을 늦추기 위해 원심성 수축을 한다. 대퇴직근, 치골근, 봉공근, 장요근 등이 유각기 시 효과적으로 수축하여 발이 땅에 닿지 않게 한다.

고관절 신전근 - 대둔근과 슬괵근은 뒷꿈치 접지기 후 고관절 안정과 몸통이 앞으로 쏠리는 것을 막기 위해 원심성 수축을 한다. 점차 무게 중심이 앞으로 가면서 수축을 하지 않게 된다.

슬관절 신전근 - 발뒷꿈치 접지 시 충격을 흡수하기 위해 대퇴사두근이 작용하며 무릎의 안전을 위해 원심성으로 수축한다. 유각기 시에 하지를 앞으로 나가게 만들어준다.

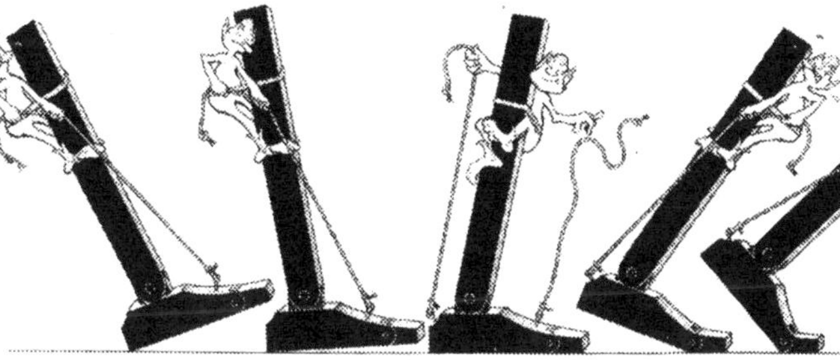

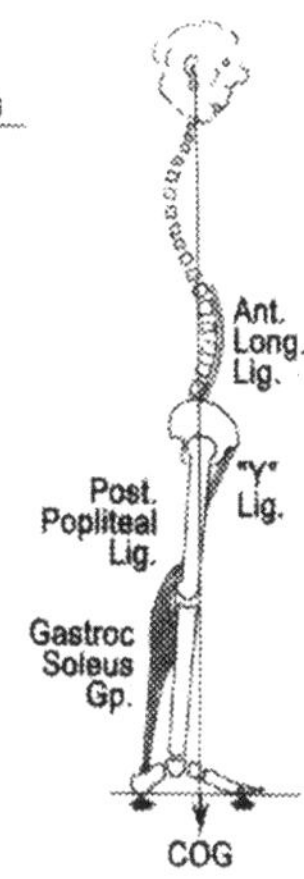

윗그림: 정상보행에서 슬관절과 발목관절의 근육이 중요한 역할을 한다.
우측: 가만히 서 있는 경우 하퇴삼두근만이 작용하게 된다.

D. 보행장애 및 처방

통증성 보행 - 통증을 줄이기 위해 환측 하지에 체중부하를 줄인다. 입각기가 줄게 되고, 건측의 보폭이 줄어들며 양하지 지지 시기가 늘게 된다.

비복근 보행 - 족저굴곡근이 약해 입각기 말기와 발가락 떼는 시기에 적절한 뒷꿈치 들기가 안된다. 반대편 보폭이 짧아지게 된다. 긴축 AFO 보조기를 착용한다.

중둔근 · 소둔근(Trendelenburg)보행 - 입각기에 고관절을 안정시켜 줄 고관절 외전근의 약화로 반대편 골반이 아래로 내려가게 된다. 이를 줄이기 위해 환측으로 몸통을 기울여 걷게 된다(lateral lurch). 이에 대한 치료로 반대편 쪽에 지렛대를 증가시키는 지팡이를 짚어주어 외전근을 도와준다. 양쪽 외전근이 모두 약한 경우 양쪽에 지팡이를 짚는 4점 보행을 한다.

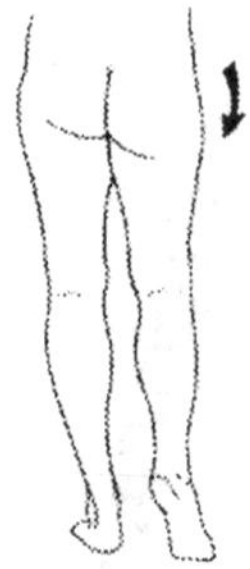

Fig.1
uncompensated Trendelenberg

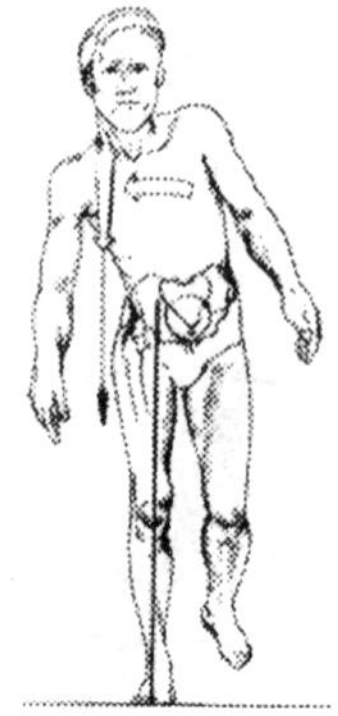

Fig.2
compensated Trendelenberg

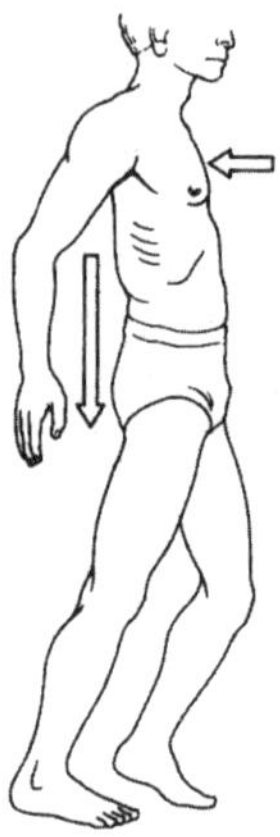

Fig.3

대둔근 보행 - 하둔신경 마비나 전자하골절 후에 올 수 있고, 약화된 고관절 신전근이 뒷꿈치가 닿는 시기에 몸통이 앞으로 쳐지는 것을 막아주지 못한다. 이를 보상하기 위해 몸통의 중심을 뒤로 한다. 치료는 두 개의 목발이나 지팡이를 이용해 3점 보행을 해준다.

편마비 보행 - 신전근이 보행 중에 계속 작용해서 편측이 좀더 길어지게 된다. 이때 발을 땅에서 떼기 위해 발을 둥그렇게 돌리면서 걷게 된다. 보폭은 짧아지고 유각기도 짧아진다. 에너지 소모를 낮추기 위해 보행 속도는 느려진다. 치료는 AFO 보조기를 착용해서 다리길이를 줄여 준다.

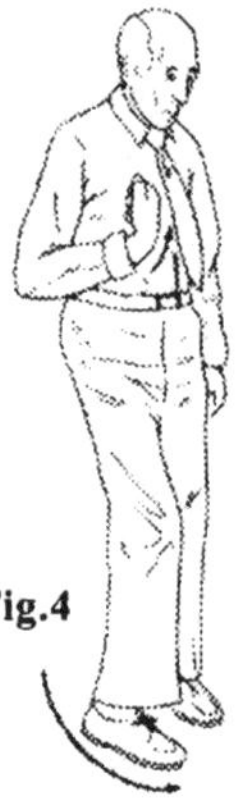

Fig.4

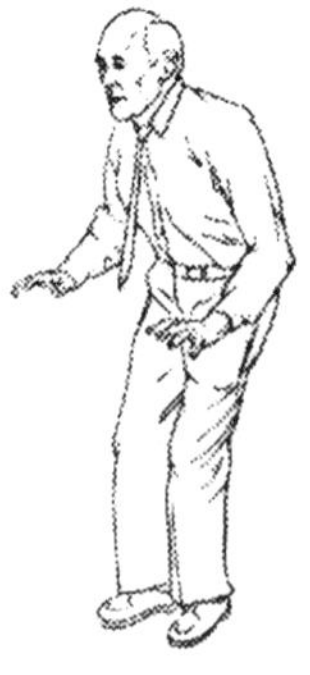

파킨슨병 보행 - 파킨슨병의 3대 주증상은 손떨림, 느린운동과 불안정성이다. 서있을 때 몸통은 뻣뻣하고, 목과 무릎, 몸은 구부정하다. 걷기 시작했을 때 몸통은 무게 중심을 좇아가는 것처럼 짧고, 빠른 걸음을 걷게 된다. 방향을 바꿀 때는 몸이 같이 돌게 된다. 팔은 젓는 것이 감소되어 안정성은 더욱 떨어진다.

치료는 뒷꿈치를 들도록 해주고 지팡이를 이용한다. 워커를 이용하면 더욱 안정적이다. 물리치료가 도움이 될 수 있다.

대퇴사두근 보행 - 대퇴사두근의 악화로 무릎이 꺾이지 않도록 하는 보행을 한다. 무릎을 펴도록 손을 써서 도와주기도 한다. 초기 접지기에 몸통을 앞으로 기울이고, 몸의 중심을 앞으로 옮기기 위해 족저굴곡근을 강하게 수축한다. 다른 한 가지 방법은 초기 접지기에 다리를 외회전 시켜주어 발이 꺾이지 않도록 한다. 치료는 무릎에 보조기를 대어 뒷꿈치 접지기에 무릎의 안정성을 높여 준다.

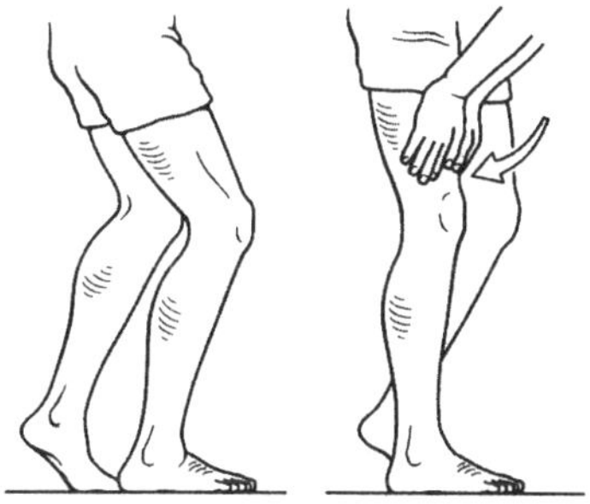

전방경골근 보행 - 경골전방 근육의 힘 저하로 뒷꿈치 접지기 후 발이 갑자기 떨어지게 된다. 이 경우 발이 바닥을 치는 소리를 들을 수가 없는데 이는 환자가 계상 보행(steppage gait)을 하기 때문이다. 유각기 시에 발을 땅에서 떼기 위해 고관절과 슬관절을 과도하게 구부리게 된다. 유각기 시에 원형 회전 보행을 하기도 한다. 족저 굴곡으로 무릎에 안정감이 생기기도 하며 이 경우 AFO보조기를 하면, 무릎이 불안정해질 수 있다. 후방 스프링을 사용하면, 족저굴곡을 허용하면서 배측굴곡을 도와줄 수 있다.

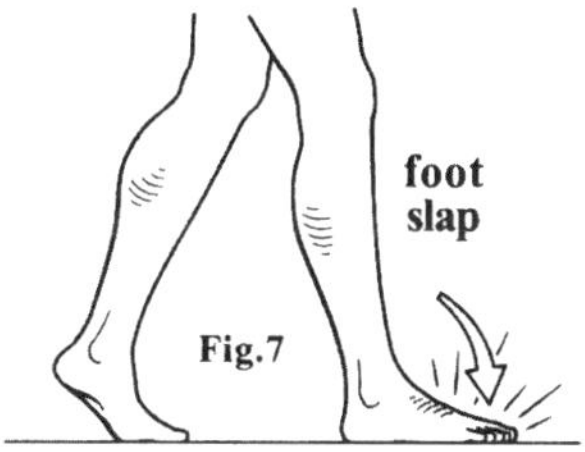

Fig.7

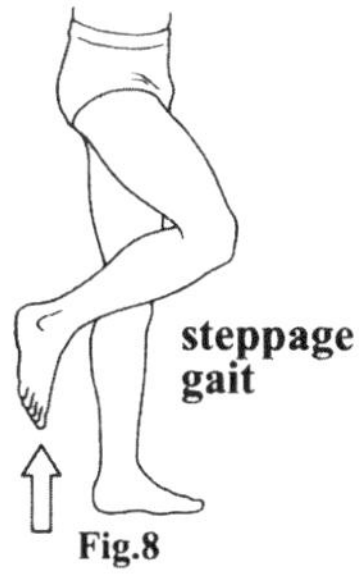

Fig.8

E. 보행보조 방법

1. 지팡이의 원리

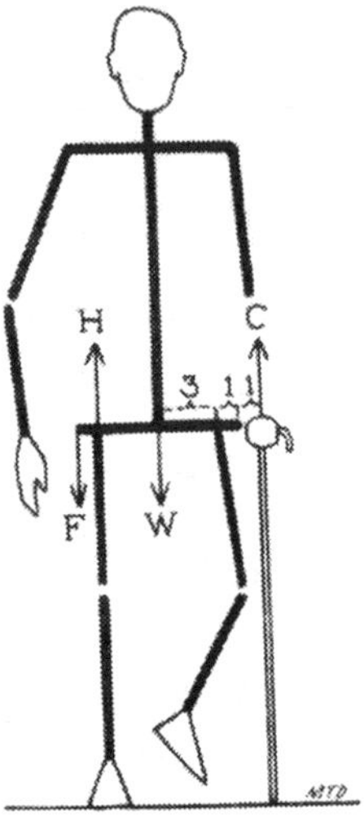

a. 보통 지팡이는 신경학적 또는 관절병이 있는 곳의 반대편에 잡게 되며 병변이 있는 다리와 함께 앞으로 나아가서 3점 보행을 하게 된다. 계단을 오를 때는 정상다리가 먼저 나가고, 이후에 아픈 다리가 지팡이와 함께 온다. 계단을 내려갈 때는 반대로 아픈 다리가 먼저 내려간다.

b. 지팡이의 길이는 땅에서 대전자부 상방에 닿게 한다. 지팡이를 잡았을 때 어깨는 평행이 되고, 잡은 팔은 20~30° 팔꿈치를 구부려 집게 한다. 지팡이의 디자인이나 숙련도에 따라 다르나, 20~30%부하를 줄여준다.

c. 지팡이는 몸무게에 반대되는 회전력을 줄 수 있고, 중둔근의 힘을 감소시켜 주며, 고관절 지렛대의 평형을 이루어 주게 된다.

2. 목발의 원리

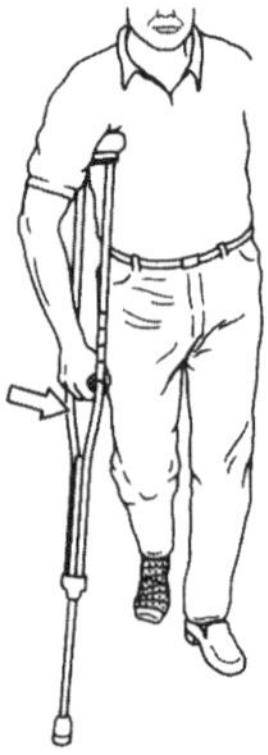

a. 목발은 두 군데에서 몸과 접촉을 하기 때문에 지팡이보다 안정적이다. 어깨를 내려주는 근육들(대흉근 등)이 중요하다. 다른 중요한 근육으로는 삼두박근, 이두박근, 대퇴사두근, 고관절신전근, 외전근이 중요하다.

b. 겨드랑이에서 목발의 길이는 서 있을 때 뒷꿈치에서 6인치 떨어진 곳에서 전방 겨드랑이 주름까지의 거리에서 1~2인치 더한 길이가 된다.

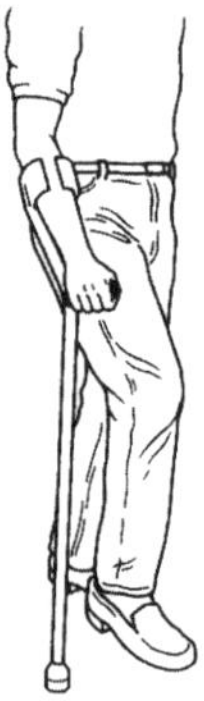

손잡이의 위치는 팔꿈치를 30° 구부린 상태에서 손목을 펴고 주먹을 쥘 수 있어야 한다. 팔꿈치를 폈을 때 1~2인치가 들려야 한다. 겨드랑이 부위에 솜을 대는 것은 바람직하지 않다. 이것은 몸을 목발에 기대게 만들고 압박성 요골신경마비의 위험률을 높인다. 양측 목발을 적절히 사용하면, 양측발에 거의 완전한 부하를 덜어주게 된다.

c. 전완부 목발은 겨드랑이에 압력을 가할 수 없을 때 사용하며 겨드랑이 목발보다 안정성과 체중부하가 적으며 40~50%의 체중을 덜어주게 된다. 양측 전완부 목발은 거의 완전한 체중 부하감소를 주게 된다.

d. 목발보행

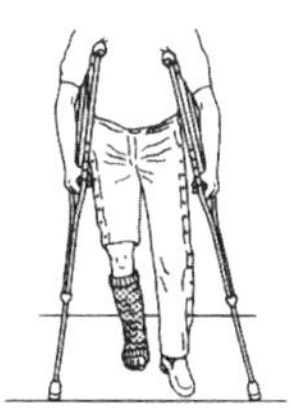

2점 보행

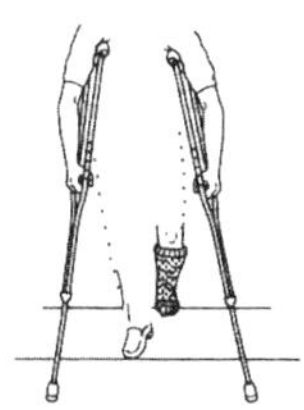

3점 보행

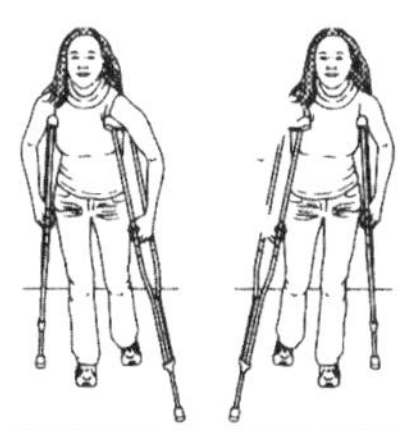

4점 보행

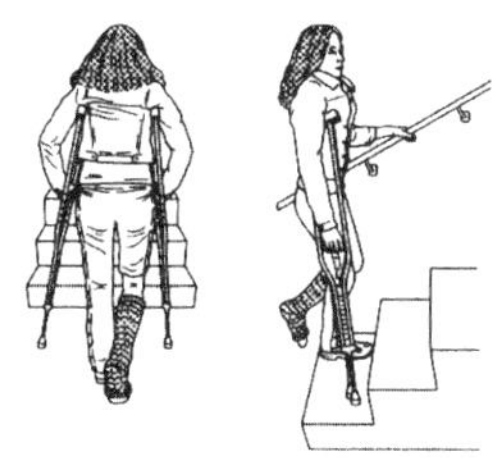

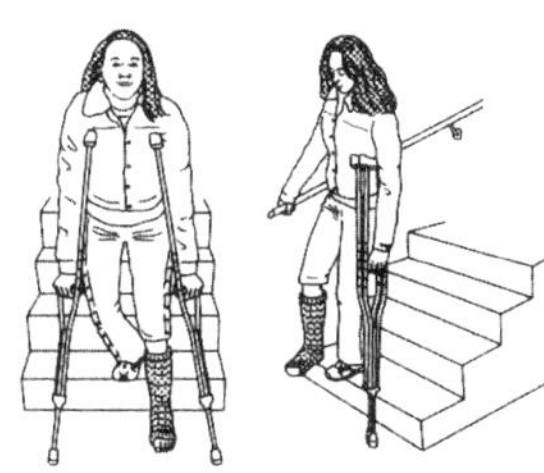

2점 보행에서 목발과 환측다리는 1점으로 작용하고, 정상다리가 두 번째 점으로 작용한다. 3점 보행에서는 환측 다리와 목발을 같이 디디고 정상측 다리는 혼자 디딘다. 4점 보행은 모든 목발과 다리가 각각 다른 시기에 나아가게 된다.

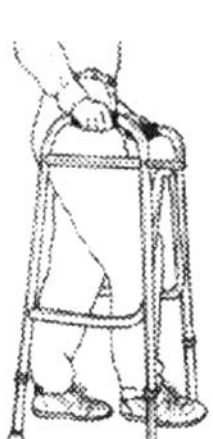

3. 워커(Walker)의 원리

a. 워커는 지팡이나 목발보다 넓고 안정적인 체중부하를 제공해준다. 어떻게 사용하는가에 따라 거의 100% 체중부하 감소가 된

다. 워커를 10~12㎝정도 앞에 위치시키고 높이는 어깨를 이환했을 때 팔꿈치가 20° 정도 구부리게 해준다. 단점으로는 걸음이 느리고 어색해지며 자세가 나빠진다.

b. 바퀴가 있는 워커는 관절치환술 후에 유용하다.

c. 편워커는 편마비가 있는 환자에게 유용하며 4발 지팡이보다 안정감을 준다.

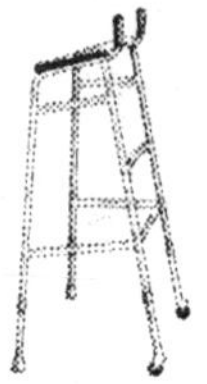

d. 플랫폼 워커(우측)는 원위 관절 변형이 있는 경우나 손힘과 팔꿈치가 좋지 않은 경우 유용하다. 손을 쓰지 않고 팔꿈치로 체중을 부하할 수 있고, 다발성 골절이 있는 환자에서 유용하다.

V. 절단/보장구학

A. 절단의 역학과 원인 및 절단 범위

주요 절단은 미국에서 1년에 70,000건에 달하고, 65%는 말초 혈관 질환에 기인하며 많은 경우 당뇨병이 원인이다. 당뇨환자의 반수 이상에서 5년내에 다리를 절단하게 된다. 외상성 절단(25%이하)은 젊고 활동적인 남자에서 흔하다. 일과 관련

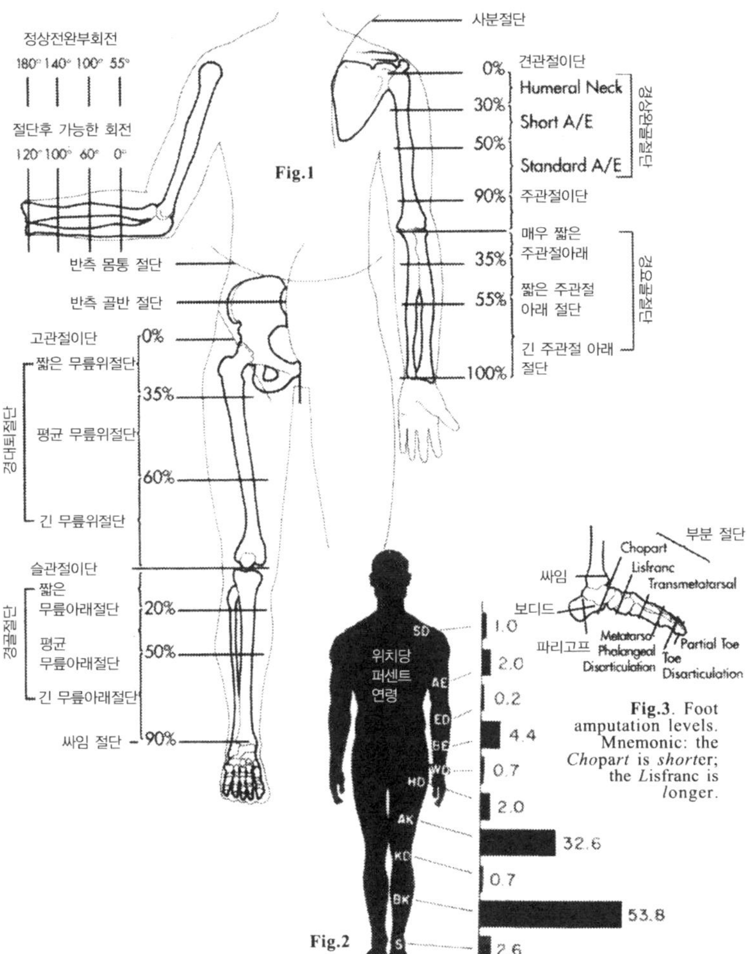

Fig.3. Foot amputation levels. Mnemonic: the *Cho*part is *sho*rter; the *L*isfranc is *l*onger.

된 절단은 우측이 더 많이 발생한다. 악성 종양과 관련된 절단은 약 5% 가량 행해지고, 10~20세 사이에서 주로 이루어진다. 선천적 기형으로 인한 절단도 5% 가량을 차지한다.

권장되는 절단단의 길이와 모양

경상완골 절단 - 실린더 모양으로 삼각근 결절이 남는 것이 좋다. (정상길이의 90%까지). 남아 있는 길이가 길수록 좋다.

경요골 절단 - 정상 팔모양과 비슷할수록 좋고, 길이가 길수록 지렛대축이 길어지고, 회내전, 회외전도 가능할 수 있다. 상완요골근이 남아 있으면 주관절의 굴곡이 가능하다. 외동력 보정기를 사용하기 위해서 반정도 길이는 남긴다.

경대퇴골 절단 - 원추형의 모양이 좋고 남아 있는 길이가 길수록 앉을 때 균형을 더 준다. 짧게 절단을 하더라도, 대전자부와 외전근을 남기는 것이 좋다.

경경골절단 - 실린더 모양으로 남기는 것이 좋고, 원래 길이의 1/3 정도로 슬개골건 부착부위를 남긴다. 비골은 경골보다 조금 더 자른다. 혈관성 질환의 경우 다리를 많이 남기면, 혈액 순환의 장애가 올 수 있다.

B. 절단후 보장구전 기본처지

1. 절단단 모양 - 8자형태의 탄력붕대를 감는데 수술 후 바로 시행하고, 하루 4번씩 바꿔주는게 좋다. 환상으로 감으면, 원위부 부종을 초래할 수 있다. 일단 상처가 치유되면, 완력 위축 양말을 신는데 보장구를 착용하기 전까지 계속 신는다. 다른 방법으로 술후 즉시 보장구를 착용(IPOP)하거나, 딱딱한 드레싱을 사용하거나, 실린더형 압박밴드를 할 수 있다. 흉터조직이 아래 연부조직과 유착되는 것을 막기 위해 마사지를 계속해 준다. 실밥을 제거한 후부터

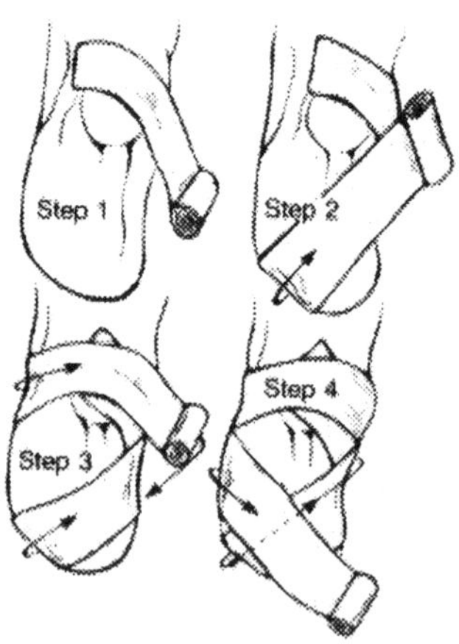

는 좀더 세게 마사지를 시행한다.

2. **구축 방지 방법** - 흔한 구축 형태는 고관절 굴곡, 외전, 슬관절 굴곡으로 딱딱한 메트리스를 사용하고, 하루 세 번 15분씩 엎드려 있는다. 무릎 뒤에 신전석고 부목을 하기도 한다.

3. **보장구전, 보장구 착용훈련** - 고관절 능동 운동과 스트레칭이 중요하다. 심혈관계 능력 테스트는 워커를 이용해서 걷도록 한다.

평균대나 워커, 지팡이를 이용해서 시행하고 목발은 하지 말아야 한다. 완전 보장구는 보통 3~6개월 시기에 착용하게 된다.

C. 경경골 보장구

1.소켓 디자인

소켓은 남아있는 사지와 보장구를 연결해 주고 체중을 지면에 전달하는 역할을 한다. 슬개골건 지지 소켓은 완전 접촉 소켓의 옛이름이다. 슬개골건은 적당량의 하중을 지지한다. 체중은 골이 튀어나온 곳이 아닌 다른 편평한 면으로 전달된다.

Fig.1

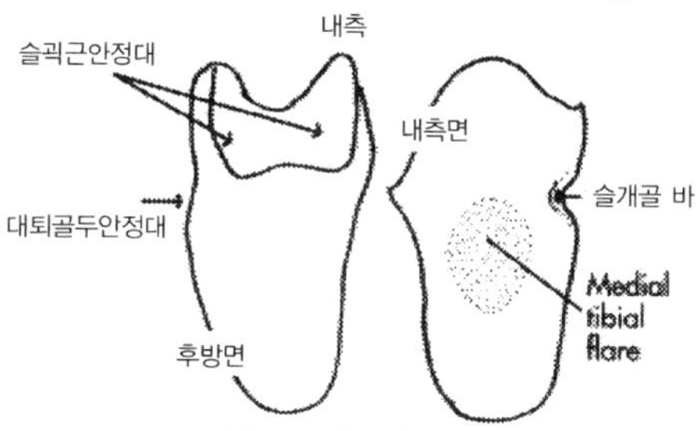

Above: Total contact socket.

아이슬랜스 스칸디나비아 뉴욕(ISNY) 소켓은 바깥쪽을 딱딱하고 안쪽 프레임은 유연성 있게 만들어져서 좀 더 압력을 완화해 준다. ISNY 소켓은 내구성이 뛰어나지 못하다. 투명완전 접촉 소켓은 많이 사용하지 않는다. 어떤 소켓이던지 내부에는 부드러운 플라스틱 스펀지 또는 실리콘을 넣어 혈관병변이 있거나 흉터조직이 있는 환자를 보호해 준다. 그러나 이런 삽입술은 보장구와 몸과의 친밀성이 낮아지고 고유 감각을 떨어뜨린다. 부드러운 스펀지를 원위부에 대어 조직의 과증식을 막을 수 있다.

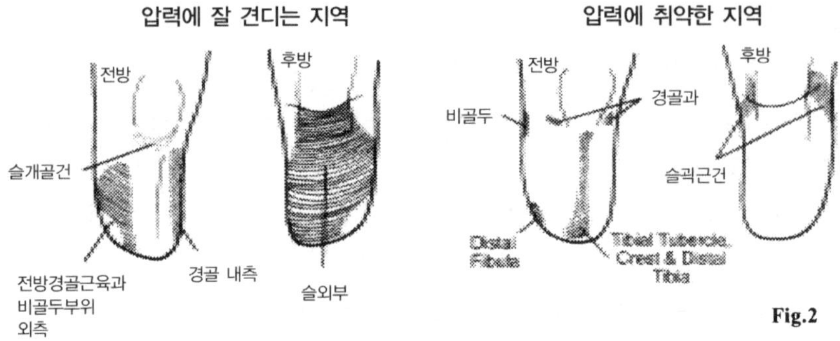

Fig.2

2. 지지법의 종류

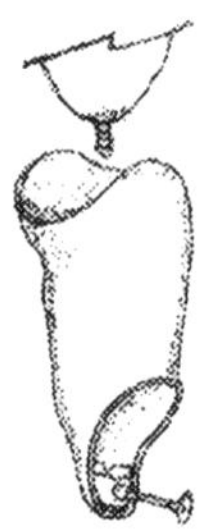

분별압력(셔틀잠금을 이용한 실리콘음압) - 유연성 있게 실리콘을 몰딩해서 절단단을 감싸게 된다. 적절한 지지력과 고유 감각을 제공하나 안정적 하지 볼륨이 있어야 한다.

해부학적 방법 - 변연 지지법은 대퇴외과 위로 소켓을 확장하는 것이다. 이 디자인은 움직이기 편하고, 내외측 안정성을 제공하며 다리가 짧을 때 좋다. 과상부커프는 대퇴외과위에 클립으로 고정하는 것을 말하며 이것은 내외측 불안정성이 있거나 절단단이 너무 짧을 경우 사용하지 않는다. 매우 활동적인 경우 허리 벨트를 할 수도 있다.

소매 - 탄력적 소매는 종축으로 잡아당겨 주어 유각기시 음압으로 작용하여 안정성을 제공한다. 과신전을 억제하거나 내외측 불안정성이 있는 경우, 좀더 안정성을 제공한다.

3. 선택적 발-발목 조립 방법

a. SACH 보조기-가볍고 내구성이 있으며 싸고 안정적이다. 뒷꿈치가 부드러워

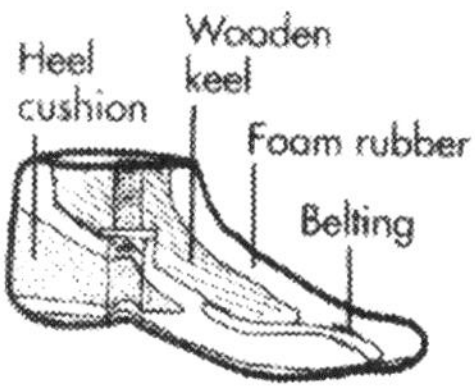

SACH

족저굴곡이 용이하고 가장 많이 사용되는 보조기이다.

b. 단축 보장기-무겁고 내구성은 떨어진다. 경대퇴골 절단시 많이 쓰이고, 무릎 안정성에 좋으며 시상면 운동만 허용한다.

c. 다축 보장기-족저굴곡, 족배굴곡, 내번, 외번 회전을 가능하게 하고, 균형감각과 협동 운동을 향상시킨다. 충격 흡수가 좋으나, 무겁고 비싸며 잦은 수리를 요한다.

4. DER 보장기-에너지 보전 발굴로 분리나 그다지 에너지 소모가 적지 않다. 그러나 속도가 빠른 보행 시에는 매우 효과적이며 나이가 많은 환자에게 가벼워서 좋다.

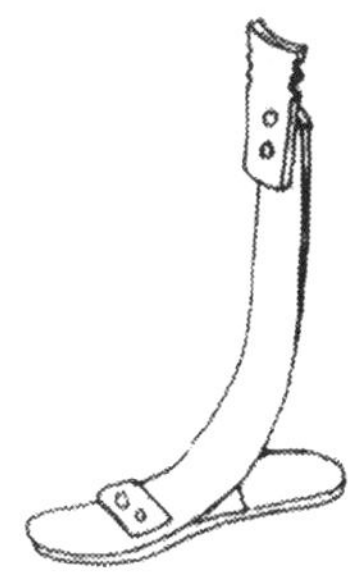

DER

D. 경대퇴 보장기

1. 전이소켓 디자인

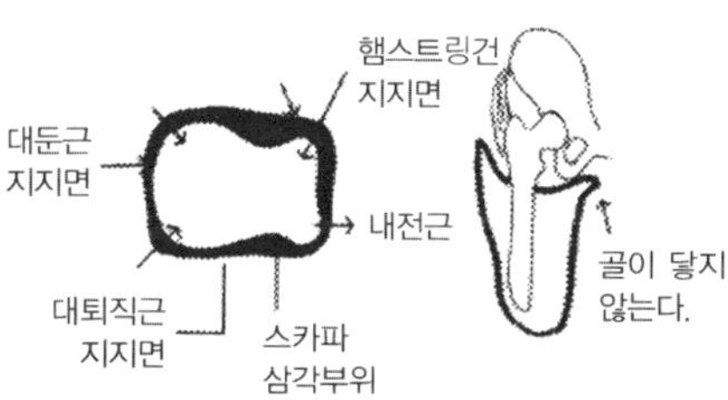

사각형디자인
좌골-대둔근 체중 부하, 좁은 전 후방 디자인으로 4개의 면으로 이루어지고, 4개의 각이 있다. 맞추기 쉬우나 절단단이 짧은 경우 안정성이 떨어지고 앉을 때 불편하다.

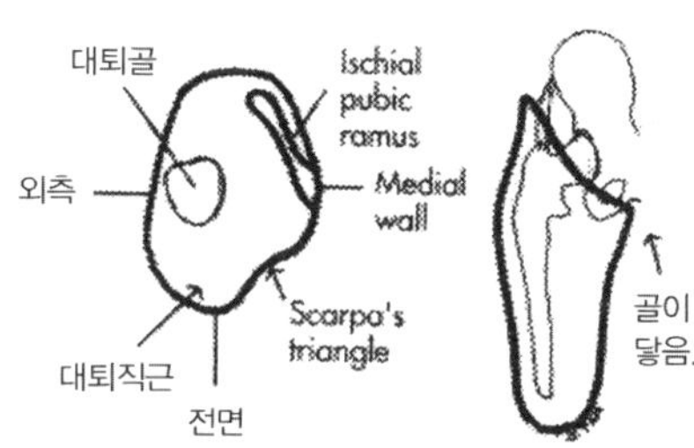

좌골 접촉 디자인
골과 접촉하는 방법으로 좌골, 치골, 대전자와 접촉한다. 후방은 좌골 대둔근과 접촉하고 절단단이 짧은 경우 안정적이며 보행시 소모되는 에너지가 적다. 전후방보다 좌우 직경이 좁아 빨리 걸을 때 좀더 이상적이다.
-NSNA, CAT-CAM 2개의 디자인이 있다.

경대퇴 소켓은 5° 가량 굴곡하고 내전되어 있어서 고관절 신전, 외전근을 스트레칭 시켜주어 기계적 이득을 얻는다.

2. 선택적 지지 방법

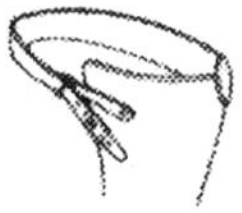

음압법 - 기압보다 낮은 소켓내 압력이 유각기에 안정성을 준다. 소켓의 밴드는 한방향 구멍으로 당겨지게 되며 절단단이 좋고 안정성이 있으며 활동적인 환자에게 사용한다.

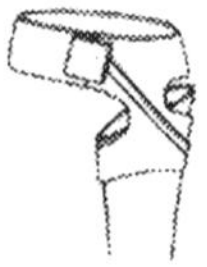

Silesian 벨트 - 벨트가 반대편 장골을 둘러 대전자부에 묶인다.

TES 벨트 - 보장구 근위부나 허리에 둘러져서 회전력을 막아준다. 덥고 내구성도 낮다.

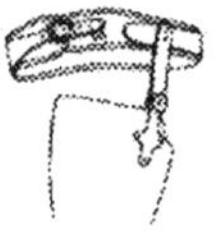

골반밴드 - 내외측 안정성과 회전안정성을 줄일 때 사용하고 비만이거나 조직에 불필요한 살이 많은 경우에 좋다. 무겁고 부피가 크며 앉을 때 불편하다.

3. 선택적 슬관절 부분의 특징

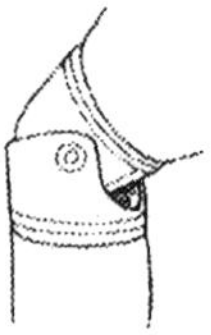

단축, 지속적 마찰 방법 - 내구성이 좋고 가격이 싸나, 보폭이 좁고 유각기가 비대칭이며 안정성이 좋지 않다. 편평한 곳에서 보행할 때 사용한다.

발자세 및 안정성 - 안정성 슬관절은 체중부하 시 구부리지 않는데 서 있을 때 안정성을 제공한다. 나이 많은 환자나 전신적으로 위약한 환자, 고관절이 불안정할 때 초기 보장구로 사용한다. 바닥이 편평하지 않은 곳에서 사용되고, 유각기가 길어지며 무릎을 구부리기 위해서는 발을 완전히 떼어야 가능하다.

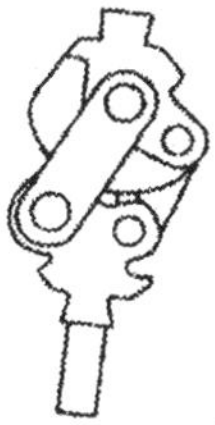

다축 보장구 - 4개막에 연결된 디자인으로 순간적인 중심 변화가 무게 중심뒤에 있을 때 안정성을 준다. 회전 중심이 해부학적 슬관절보다 뒤쪽 근위부에 있게 되며 미용적 측면에서 좋고 앉아 있을 때는 편하나, 무겁고 가격이 비싸며 유지하기가 까다롭다. 슬관절 이단이나 짧은 무릎아래 절단시 유용하다.

액체조절 보장구(공기 또는 기름) - 액체를 찬 실린더를 피스톤으로 움직이는 디자인으로 다양한 보폭에서 자동으로 유각기를 조절해 준다. 부드럽고 자연스러운 보행이 가능하나, 비싸고 유지비가 많이 든다.

수동잠금 또는 고정 잠금장치 - 최후의 보장구로 완전한 안정성을 주나, 걸음이 어색하고 에너지 소비가 많다.

E. 절단후 합병증

1. 환상지 통증 - 절단 후 언제라도 발생할 수 있고, 심지어 수년 후에도 생긴다.

79%에서 환상지 감각을 호소하고, 절단 후 6개월에 72%에서 통증을 느낀다. 수술전에 통증을 오래 느꼈거나 수술전 바로 통증이 발생한 경우에 더 많이 발생한다. 36%가 절단 후에도 비슷한 통증을 호소하나, 나중에는 10% 정도가 계속된다.

여러 치료법이 있으며 절단단 마사지, 절단단 둘러싸기, 전기자극치료, 베타차단제, 항경련제, 항우울제, 항부정맥제, 칼시토닌, 국소마취제, 교감신경절 차단술 등이 있다. 보장구를 규칙적으로 사용하면 이를 줄일 수 있고, 진통제는 잘 사용하지 않는다.

2. 질식 증후군 - 원위부가 붓고 통증이 심한 사마귀양 과증식이 발생할 수 있고 혈관병변이 동반될 수 있다. 원위부에 패딩을 하고 지지대를 교정하고 근위부에 가해지는 압력을 줄여주고 소켓을 다시 맞춰 준다.

F. 보장구 보행 분석

1. 절단 정도와 에너지 소모, 보행 속도와의 관계

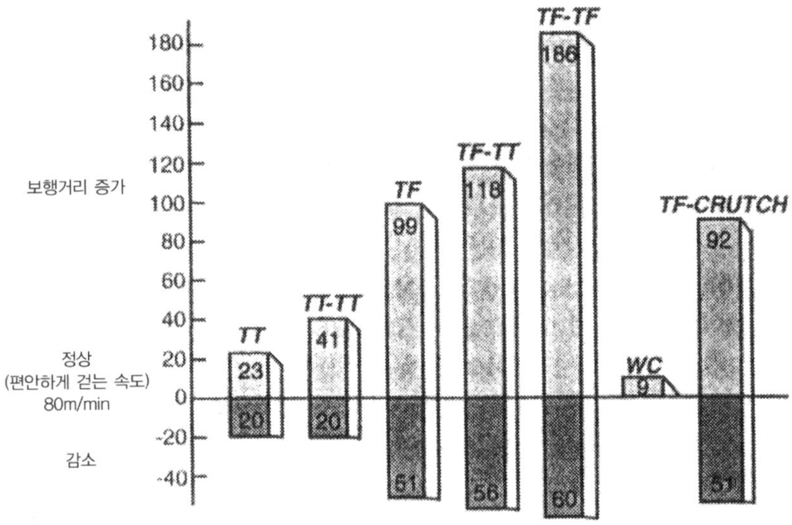

2. 입각기 문제와 원인

과도한 몸통 신전/요전만곡 증가 - 후면부가 잘 만들어지지 않은 경우 압력을 줄이기 위해 골반을 앞으로 기울이게 되고, 이를 보상하기 위해 몸통이 뒤로 쳐진다. 고관절 굴곡 구축이나 고관절 신전근이 약할 때도 발생할 수 있다.

발의 급격한 굴곡(foot slap) - 발이 후방에 놓여지고 소켓 굴곡이 과도한 경우, 경대퇴 고정이 무릎에서 나타남

무릎의 꺾임/불안정증 - 무릎축이 너무 전방에 놓이거나 대퇴슬개부전, 고관절 신전근 약화, 딱딱한 뒷꿈치 등이 있을 때 발생하며 발목족저굴곡, SACH 보장구 등을 이용해 안정성을 얻는다.

외측 굴곡 - 보장구가 너무 짧거나 외측벽이 부족한 경우, 소켓의 외반, 외전 구축 등이 원인이다.

도약 - 보장구를 하지 않은 다리를 도약하는 이유는 보장구가 너무 길거나 무릎의 마찰이 심하고 지지대가 좋지 않기 때문이다.

쓸리듯이 밀림(Whip) - 입각기 말기에서 유각기로 진행되는 과정에서 갑자기 뒷꿈치가 돌아가는 현상이다. 뒷꿈치가 내측으로 돌면 내측으로 삐죽 밀리는 현상이, 반대로 외측으로 돌면 외측으로 삐죽 밀리는 현상이 나타난다. 외측 밀림이다.

원인은 무릎의 회전축이 잘못되어 있는 경우, 바닥과 평행하지 않은 경우, 근육이 흐느적거려 회전력을 잡아주기 힘든 경우이다.

3. 유각기 문제의 원인

외전 보행 - 보장구가 너무 길거나 외전구축, 내측 소켓벽이 서혜부를 자극할 때 발생한다.

원회전 보행 - 보장구가 너무 길거나 무릎 관절의 마찰이 심해서 무릎을 구부리기 어려울 때, 외전 구축이 있는 경우가 원인이다.

과도한 뒷꿈치 들기 - 무릎에 마찰이 부족하거나 과도한 무릎을 구부리는 힘이 작용하는 경우 발생한다.

발끌기 - 지지대가 약하거나 보장구가 너무 길고, 고관절 굴곡, 슬관절 굴곡이 부족하고 족저 굴곡력이 약한 경우.

유각기 말기 충돌-무릎의 마찰이 부족하여 무릎을 펼 때, 과도한 충격이 가해짐.

G. 상지 보장구

한쪽 상지를 절단한 경우 대개는 일상생활에 큰 지장이 없다. 양쪽 절단의 경우 발을 이용하게 된다. 기능적 상지 보장구는 매우 동기부여가 되어 있는 사람에서 현실적인 기대감을 갖고 처방한다.

보장구를 차기전 1~2개월은 절단단에 밴드를 이용해 묶는다. 절단 후 3~6개월

내에 보장구를 사용하지 않으면, 오랜 기간 보장구를 이용할 수 없게 된다.

1. 경요골 절단 보장구

수작업 노동자에게는 몸동작으로 움직이는 갈고리 손을 가진 보장구가 많이 쓰인다. 20~30파운드까지 들어 올린다. 남아 있는 팔이 길수록 지렛대 길이가 길어져 유리하다.

근전기 보장구는 좀 더 활동력이 떨어지는 환자에게 유리하다.

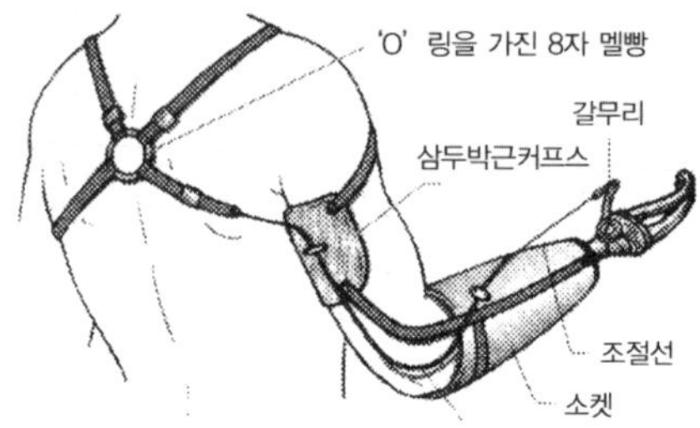

그림 : 경요골 절단 보장구 구성요소

2. 경상완골 절단 보장구

팔 길이가 많이 남아 있을수록 좋다. 기능은 경요골 절단 보장구보다 떨어진다. 팔꿈치 관절이 필요한 만큼 구조도 많이 다르다. 10~15파운드의 무게를 들 수 있다.

3. 기능성 말단 기구

기능성 말단 기구는 상지 보장구에서 가장 중요한 부분이다.

근위부의 보장구는 말단 기구를 위치시키는 역할을 한다. 몸동작으로 움직이는 자발적 개방 갈고리가 가장 많이 사용된다. 집게의 힘은 연결된 고무줄의 강도로 결정된다. 10개의 밴드까지 사용될 수 있다. 자발적 폐쇄 갈고리는 좀더 제어하기 좋으나 에너지가 많이 소모되며 기구가 떨어지기도 한다.

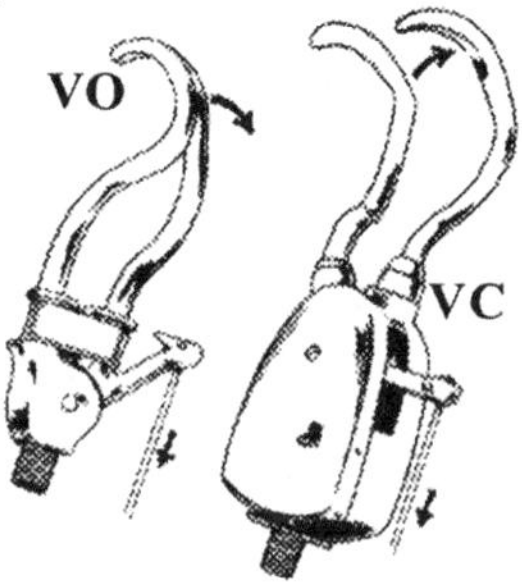

Fig.1

근전기 손은 더 큰 힘으로 동그란 물체를 잡을 수

있다. 2개의 위치에서 2개의 기능을 가진 제어기를 같은 근육에 설치하며 약하고 강하게 사용함에 따라 다른 작용을 한다.

4. 상지 보장구의 기본적 요구사항

	제 어		모 양	
	몸동작이용 / 근전기이용		갈고리 손	
기능				
정교한 손끝 잡기	-	-	V	-
큰 원통 잡기	-	-	-	V
작은 원통잡기	-	-	V	-
세게 잡기	-	V	-	-
섬세하게 잡기	-	V	-	-
잡아채고 당기기	-	-	V	-
밀고 잡고 있기	-	-	-	V
세련되지 못함	V	-	V	-
편함				
가벼움	V	-	V	-
멜빵의 편함	-	V	-	-
사용이 쉬움	-	V	-	-
신뢰도/편리성	V	-	V	-
미용성	-	-	-	V
낮은가격	V	-	-	-

5. 그 외 기타 장치

가장 흔하게 사용하는 손목관절은 마찰 손목관절이다.

수동적인 회내, 회의와 회전이 가능하다.

양측 절단 환자는 1개 이상의 스프링 굴곡 손목이 필요하다.

대부분의 경상완골 보장구의 주관절은 교차 잠금장치를 사용하며 같은 동작으로 한번은 잠기고 다음번엔 풀리게 된다. 주관절이 잠기지 않은 상태에서 몸이 움직일 때 케이블선을 이용해서 구부렸다 폈다할 수 있다. 전통적인 지지대는 멜빵과 케이블선을 이용하고, 소켓은 잘 맞도록 이중벽을 댄다. 외벽은 딱딱하고 다른 부위와 부착하며 안쪽 벽은 절단단과 꼭 맞아야 한다. 음압 소켓은 지지대와 멜빵이 없어도 되고 경상완골 절단 시 좋다. 먼스타상과 소켓은 외부 동력을 사용해서 매우 짧은 경상완 절단이나 어깨 관절이단의 경우 사용된다. 먼스타 소켓은 완전히 주관절을 펼 수 없다.

몸에 대는 멜빵은 케이블선을 이용하여 몸동작으로 보장구를 움직인다. 보통 8자 모양으로 소켓을 단단히 잡고, 팔꿈치 경첩과 반팔 커프스, 삼두군 패드를 갖는다.

9자 모양은 긴 경요골 절단이나 손목 관절 절단에 사용하고, 8자 모양에 비해 편하다.

가슴멜빵이 달린 어깨 안장 형태는 반대편 어깨가 자유롭고, 8자로 야기되는 겨드랑이 압력을 줄여준다. 무거운 물건을 들기가 좋으나 착용하기 불편하고 미용적 측면에서 좋지 않다.

6. 몸통 움직임으로 제어하는 보장구

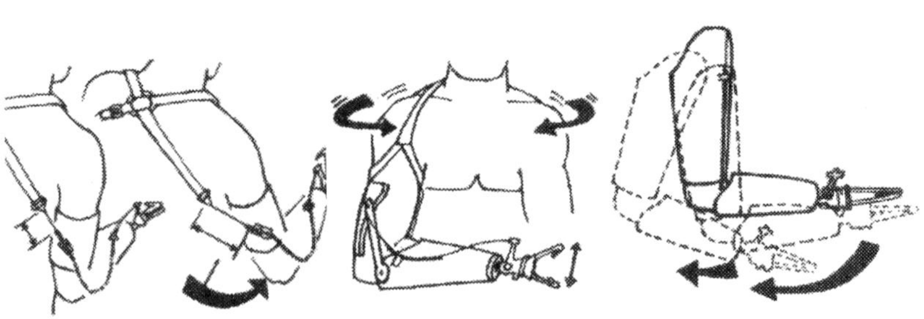

a. b. c.

a. 상완견갑전방굴곡(경요골, 경상완골) - 이같은 자연스러운 운동은 훌륭한 힘을 제공하고, 팔꿈치를 구부리기 편리하다.

b. 양관절낭외전 - 사분절단 또는 어깨 이단, 경요골, 경상완골-말단 기구가 가만히 있을 때, 말단기구를 움직일 수 있고, 힘이 약하다.

c. 상완견갑관절하강, 신전, 외전(경상완골) - 주관절을 풀었다 잠갔다 할 수 있고, 익숙해지기 어렵다.

d. 견갑골 상승 - 주관절을 풀었다 잠갔다 하며 배우기 쉬우나 허리에 벨트를 해야 한다.

e. 가슴 신전/견갑골 내전 - 주관절을 풀었다 잠갔다 할 수 있는 동작으로 어색하나 말단기구 사용을 방해하지 않는다.

VI. 보조기

A. 척추 보조기

1. 선택적인 부리 장식의 척추 보조기

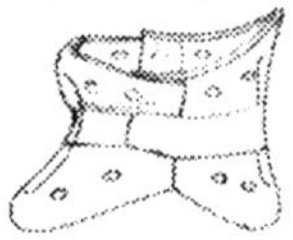

필라델피아 보조기는 흔히 경추 중간 관절의 인대나 골 손상시 많이 사용된다. 보통 더 강한 보조기 사용 후 떼어가는 과정에서 쓰이기도 한다. 굴곡, 신전보다 회전과 외측 굴곡을 제어하기 힘들다. Aspen, Miami, Malibu 보조기는 패딩이 있어 좀더 사용하기 편하다. SOMI 보조기는 후방면이 적기 때문에 누워있는 환자에게 편하게 사용될 수 있다.

지지작용은 다른 후방 기둥을 갖고 있는 보조기와 비슷하나, 착용하고 벗기가 상대적으로 쉽다.

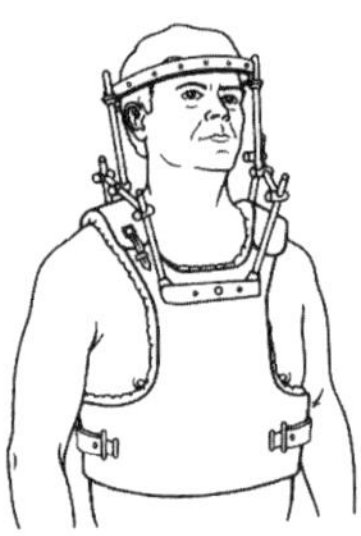

Halo 보조기는 경추 골절과 탈구가 있을 때 사용하며 C0과 C2 사이의 골절 탈구 시에는 유일한 대안이다. 견고한 여러 림 부위가 4개의 핀으로 두개골에 고정되고, 4개의 플라스틱 축이 조끼에 연결된다.

경추부위에 고정 후에도 운동이 있을 수 있으며(뱀현상) 물리치료가 이 움직임을 더 증가시키지는 않으며, 폐활량은 줄어든다. 어깨는 90° 이상 외전하면 안된다. 식염수-비누를 이용해 하루 2-3회 핀 주위를 소독해 준다. 과산화수소수나 포비돈 등은 감염을 더 조장할 수 있다. Halo는 보통 12주를 착용하고, 합병증으로는 핀주위 감염, 핀이완, 링의 움직임, 압박궤양, 핀 흉터 등이 있다.

Halo 대신에 열성형 미네르바 보조기를 사용할 수 있다.

핀 없이 C2이하의 병변에 사용하나, C2이상에서는 사용할 수 없다.

2. 각 보조기에서 경추운동범위

	굴곡신전	외측굴곡	회전
정상	100	100	100
연식보조기	74.2	92.3	82.6
필라델피아보조기	28.9	66.4	43.7
SOMI 보조기	27.7	65.6	33.6
4축 보조기	20.6	45.9	27.1
예일 경흉추 보조기	12.8	50.5	18.2
미네르바 보조기	14.0	15.5	0
Halo 보조기	4.0-11.7	4.0-8.4	1.0-2.4

3.선택적 유연성 몸통 보조기

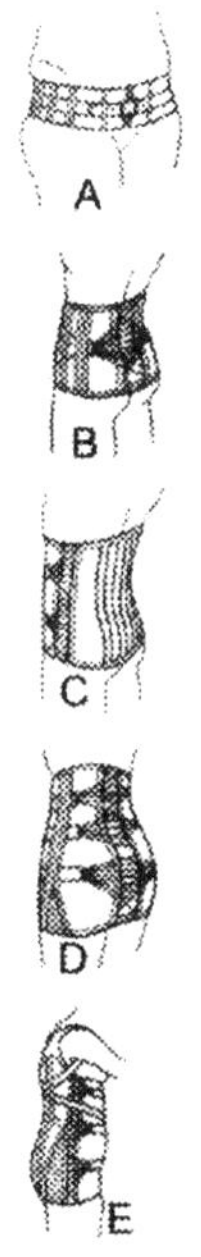

대전자 벨트(A)는 천장관절과 연관된 통증이나 골반골절의 치유를 위해 사용한다.

천장관절벨트(B)는 운동역학적 피드백을 제공해 자연스러운 골반을 유지하고, 천장관절에 안정성을 준다. 외상성 또는 산후 천장관절 이개 시에 사용한다. 회음부의 멜빵이 아래로 흘러 내림을 막아준다.

요천추 벨트(C)는 퇴행성 디스크병변이나 자세피로, 복부의 압력이 통증을 줄여줄 수 있다고 판단될 때 많이 사용한다. 몸통의 근위축을 막기 위한 물리치료를 같이 병행한다.

요천추 코르셋(D)은 좀더 후방과 아래로 내려가며 미관성이 좀더 좋으나 날씨가 더울 경우에는 불편하다. 기능적으로 벨트와 비슷하다. 옆쪽의 레이스는 4파운드까지의 힘을 전달해 준다.

흉요추코르셋(E)는 골다공증과 악성종양의 전이, 골수종, 흉추,

퇴행성 관절염에 유용하다. 코르셋이 좀더 편안해 비만인 사람에게 좋다.

4. 선택적 고정성 몸통 보조기

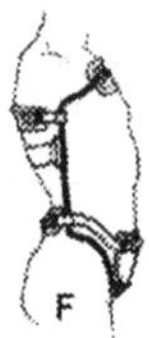

전방 과신전 보조기(F)는 3점 압박을 통해 신전시키고 굴곡을 제한한다. 가벼우나 압박부위가 불편하다. 하부흉추나 상부요추골절, 수술 후 사용되며, 후방의 골절 위험으로 골다공증에는 사용하지 않는다.

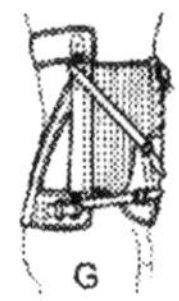

요천추관절 신전측굴곡 제한 보조기(G)는 짧은 역동성 보조기로 굴곡을 허용하며 척추 분리증이나 척추전방전위증에 사용하고 압박골절에는 쓰지 않는다.

*Chairback 보조기*는 요천추관절굴곡, 신전측굴곡 제한 보조기로 요통과 디스크 탈출증에 사용되고, 척추유합술 시행전 예후 측정에 사용될 수 있다.

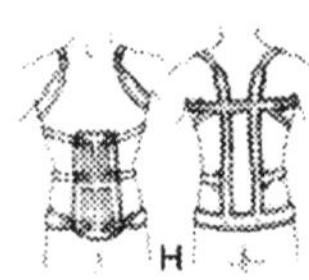

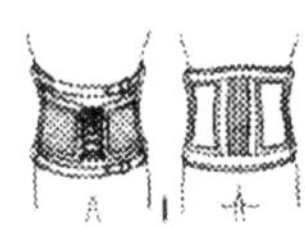

TLS 보조기(H)는 안정성 압박골절 후, 후만변형 시에 사용할 수 있다. 맞춤 TLS 보조기는 하부 몸통의 안정성을 주고 수술 후 흉요추관절 안정과 T8부위에 효과적이다. *Knight 보조기*(I)는 Chairback 보조기와 비슷한 기능을 갖으나 측면에 기둥이 있고, 앞쪽을 덮는 코르셋이 부착되어 있다.

B. 상지 보조기

1. 선택적 보조기

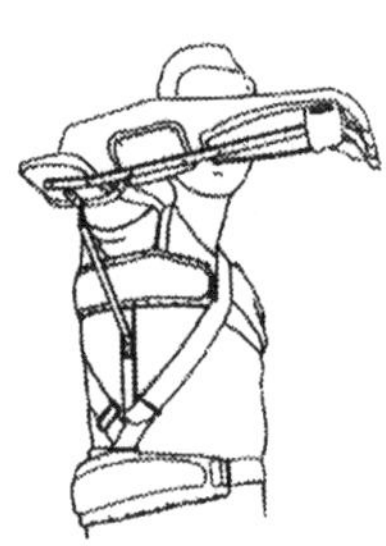

어깨 외전 안정기-(비행기부목) - 내전구축을 막아준다(겨드랑이 회상, 어깨관절 수술후). 삼각근과 회전근개의 부하를 줄여준다. 불편한 것이 단점이다.

유동성 상지 보조기(균형전완부 보조기) - 몸이 들어가 전완부 받침대가 회전 축받이 역할을 하고, 전완부를 중력에 대해 받쳐올리는 역할을 한다. 근위부 근육 약화시 사용하고 팔꿈치와 어깨를 능동적으로 사용할 수 있다. 제 4경추 부위의 척추손상 시에 손을 사용할 수 있게 해준다. 손을 사용하는 기구를 부착시킬 수 있다. 전동기구가 달린 형태도 있다.

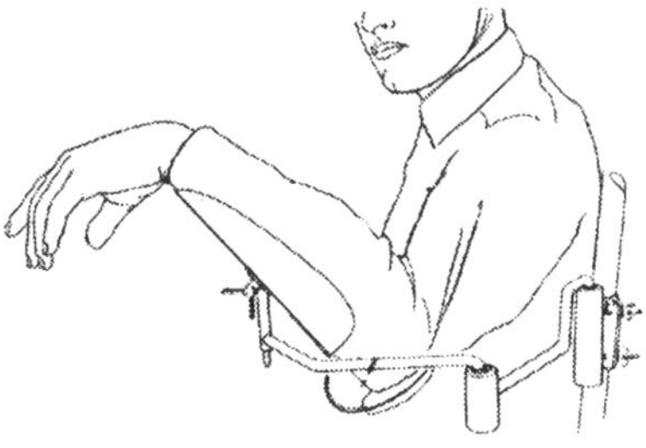

수근 신전 수지굴곡 보조기 - 전통적 건고정 보조기로 쓰인다. 제6경추 부위 손상과 수근신전근이 3+이상 가능하고 원위지간관절 운동이 남아있는 경우, 3점 잡기가 가능하다. 어깨를 움직이며 손가락을 굴곡하는 것이 가능하다. 외부 동력을 사용할 수 있다.

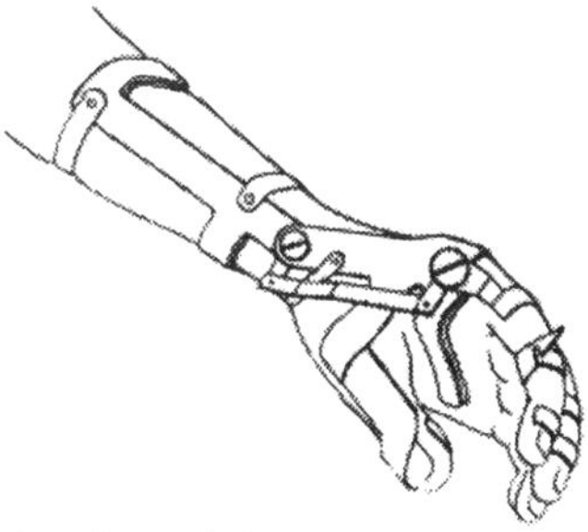

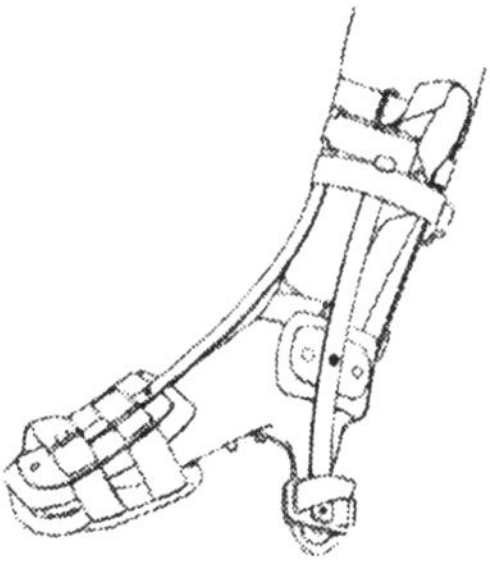

팬케이크 부목 - 손목과 손가락의 굴곡구축을 막기 위해 사용된다. 사용이 제한적이면, 야간 부목으로 사용할 수 있고, 손의 기능이 없는 경우 낮에 사용한다.

고정 수근 수지 보조기(수지 휴식 부목) - 외상을 입거나 구축을 막기 위해 사용한다. 손의 아치를 유지해 주고, 엄지손가락은 외전을 유지한다.

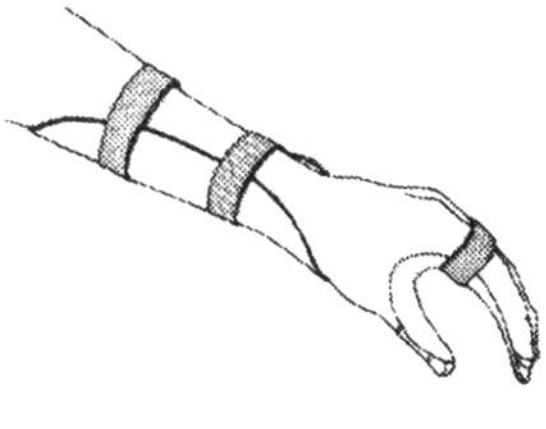

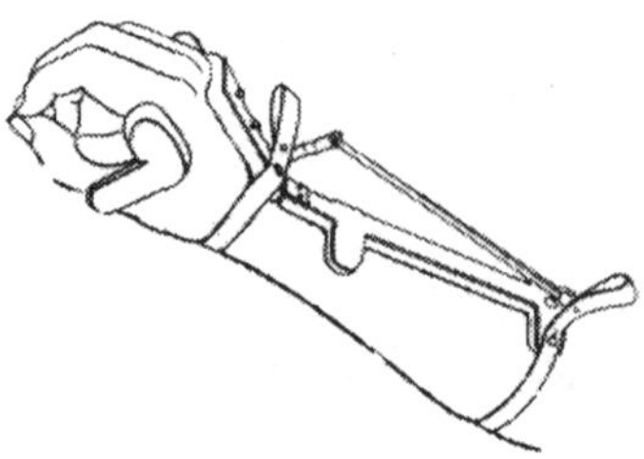

수근신전 경첩 스프링 장대립 보조기 - 경첩 수근관절을 가진 역동적 보조기로 고무밴드가 신전을 도와준다. 원위부가 무지 대립할 때 엄지손가락을 받쳐준다. 기구를 연결해서 숟가락이나 연필을 잡을 수도 있는 홈이 있다.

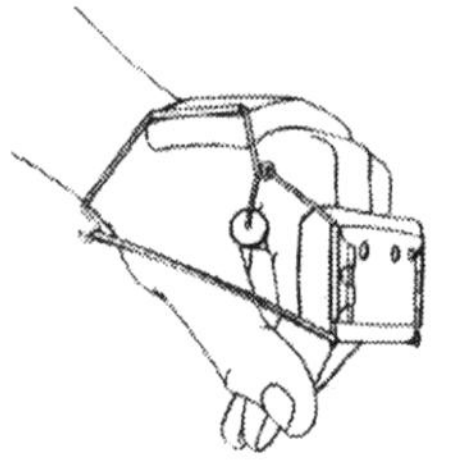

중수수지관절 꺾임 보조기 - 중수수지관절을 구부리는 역동적인 보조기로 이 관절의 신전 구축을 막아주는 역할을 한다. 반대로 힘이 작용해 굴곡 구축을 막아 주는 장치도 있다.

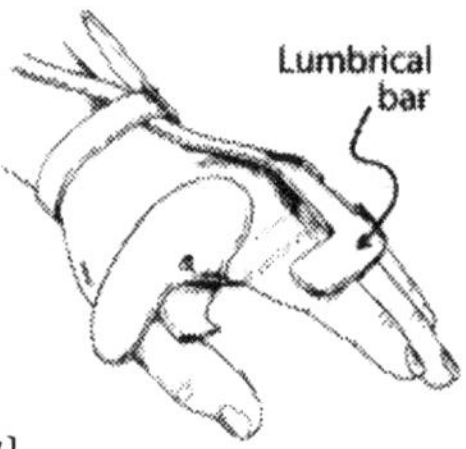

중수수지관절 후방 신전 제한 보조기 - 내재근 마비손에서 후방 충양근 기둥이 있어 지절간관절의 신전을 촉진하는 역할을 한다.

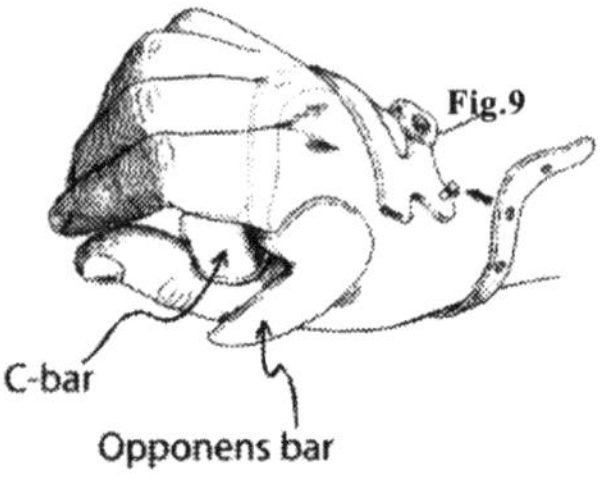

C자 기둥 단대립 보조기 - 대립 기둥이 엄지손가락이 힘없이 뒤로 젖혀지는 것을 막아준다.(정중신경마비)또한 C자기둥이 엄지를 외전한 채로 유지시켜 준다. 이로서 3점 집게 동작이 가능하다. 수근중수관절염이나 측부인대 손상 시에 엄지손가락을 안정시켜 준다.

다양하게 응용된 말단 기구들 - 모양을 변화시킨 손잡이가 강하게 부착되도록 도와준다. 숟가락이나 포크 모양의 기구는 사람에 따라 사용하기 쉽게 구부릴 수 있다. 이외 칼이나 커프스 홀더 등이 사지 마비 환자 등에 쓰인다.

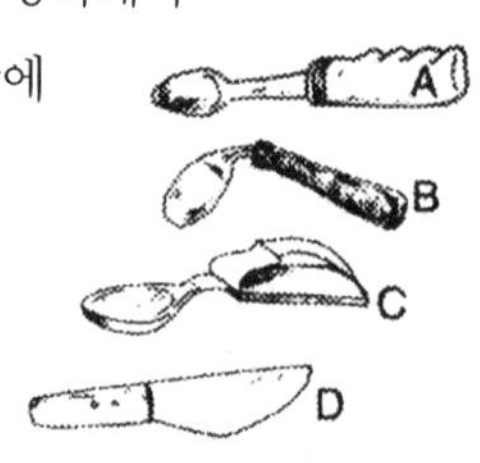

C. 하지 보조기

1. AFO 보조기(발목, 발 보조기)

a. 열성형 AFO 보조기(그림 1.)

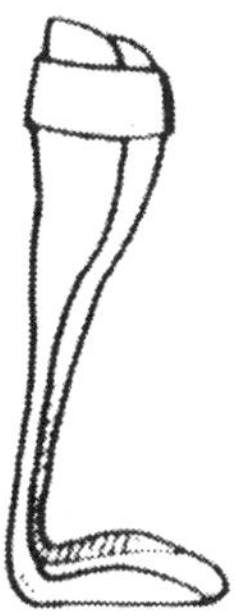

플라스틱이라서 가볍고, 미용적 측면에서 좋고, 가격이 싸고, 신발과의 교환이 가능하다. 다리에 감각이 있고, 부종이 심하지 않아야 압박 손상이 없다.

기본사항으로 중족골두보다 더 길어야 하고, 발가락 떨어짐이 가능하도록 적당히 단단해야 하고, 비골신경을 압박하지 않게 비골두보다 1인치 낮게 유지한다. 신발은 반 사이즈 정도 큰 것을 사용한다. 후방 스프링은 양측 금속직립 AFO 와 비슷하고 좀더 낙하를 막으나, 어느 정도의 족저 굴곡이 가능하다. 내외측 안정성을 주지는 않는다.

b. 이중금속 직립 AFO 보조기

2개의 금속 직립 보조기는 근위부 종아리 밴드와 연결되며 후방은 딱딱하고 전방은 부드럽다. 경첩 관절은 발목의 운동을 제어한다. 바닥의 핀과 신발을 끈으로 연결한다. 발에 감각이 없고 부종이 심한 경우에 좋다. 플라스틱 AFO 보조기보다 내구성이 우수하다. 발목 관절에 핀이나 스프링을 연결해 다양하게 모션을 제어할 수 있다.

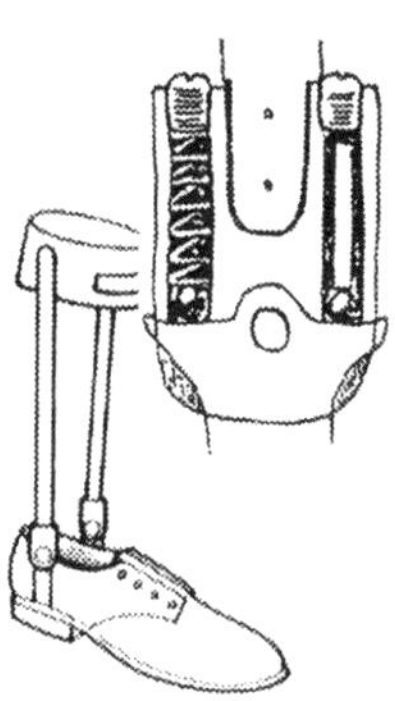

AFO 이중 채널구조의 변형

후방 스프링 - 후방 굴곡 제한

전방 스프링 - 사용하지 않음

후방핀 - 족저굴곡제한

후방 스프링 - 후방굴곡을 도움

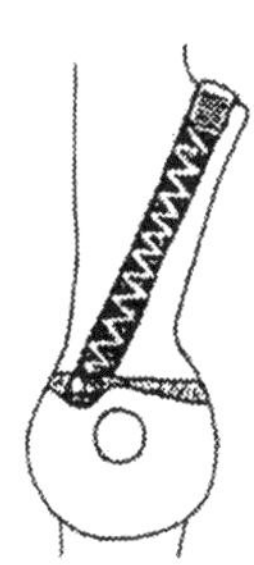

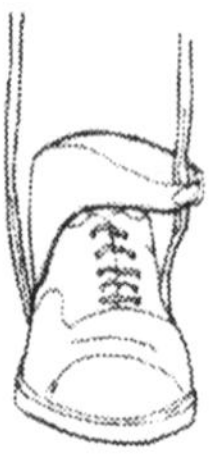

T-가죽혁대

이중직립금속 AFO 보조기에서 내외측 발목의 안정성을 주기 위해 사용된다. 외반 변형 또는 불안정성이 있는 경우, 내측 T자 혁대를 사용해서 발목 내과와 신발을 연결해서 걸어준다. 단단히 부착된 후에 내과를 외측으로 당겨준다. 내반변형이나 불안정증에는 외측 T자 혁대를 사용한다.

C. 슬개골건부하 AFO 보조기

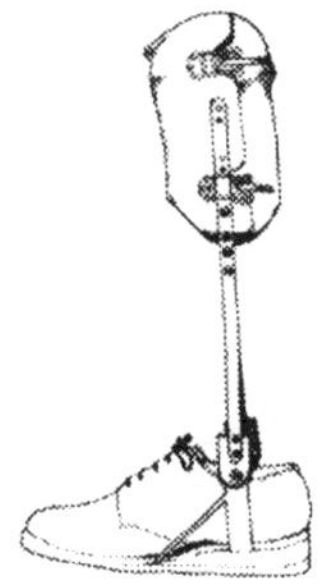

근위부위가 슬개골건과 경골 고평부 부위의 체중을 전달하도록 되어 신발로 금속을 통해 전해진다. 당뇨발 궤양이 낫고 있거나 뒷꿈치가 아픈 경우(종골 골절 등), 발과 발목의 무혈성괴사가 있을 때 사용한다.

d. 각 임상질환에 대한 AFO 보조기 형태

족부 낙하 - 후방 보조 스프링 AFO나 이중 금속 직립 AFO 보조기를 쓴다. 90° 금속직립보조기를 사용할 수 있다. 초기 입각기시에 족저굴곡을 너무 제한하면 무릎이 불안정해질 수 있다.

족부낙하와 대퇴사두근 약화 - 90° 에서 중단되는 AFO 보조기는 족저 낙하를 막을 수 있으나, 무릎이 약한 경우 무릎이 불안정해진다. 중단점은 약간의 족저굴곡을 허용하는 것이 유각기에서 발을 떼기가 좋아진다.

족저낙하와 족저굴곡근 약화 - 단단한 플라스틱 AFO나 이중금속직립 보조기가 전방 후방 중단을 갖고 쓰일 수 있다.

내외측 불안정증 - T자 혁대를 가진 이중 금속직립 보조기를 사용한다. 일반 플라스틱 보조기로 사용할 때에는 앞쪽을 더 남겨야 한다.

족저경직 - 후방고정 AFO와 발바닥판이 중족골을 넘어 길게 만든다.

발목운동 시 발목통증-단단한 AFO 또는 전후방 고정 AFO로 발목운동을 줄인다.

족저굴곡근 약화 - 약 5° 후방 굴곡 시 중단되도록 AFO 보조기를 셋팅하고 족저판은 중족골을 넘도록 길게 제작한다(이것이 발을 밀어내는 추진력의 지렛대 역할

을 한다).

2. 무릎-발목-발보조기(KAFO 보조기)

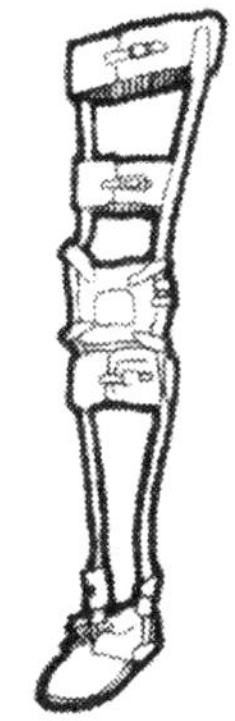

KAFO는 무릎과 발목, 거골하 관절에 안정성을 제공한다. 편측 소아마비 환자나 양측 척추 손상 환자에 사용한다. 하흉추 또는 상요추 손상 환자에서 전후방 제한을 통해 에너지 소모를 줄일 수 있다. 이중금속 KAFO는 이중 대퇴밴드를 갖고 있고 원위부는 AFO 보조기와 비슷하다.

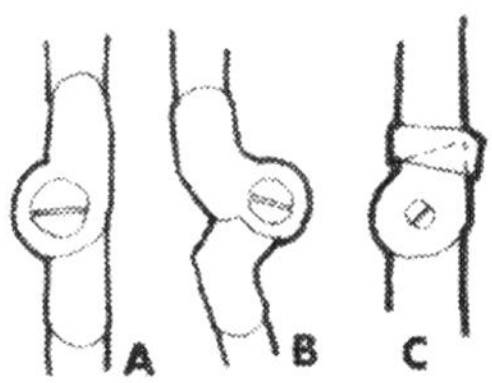

무릎관절

자유운동(A) - 굴곡과 신전이 자유로우나 과신전은 제한을 둔다. 내외측 불안정이나 과신전 무릎에 사용한다.

꺾임 무릎(B) - 경첩이 후방에 있어 무게 중심이 전방으로 이동하여 초기 입각기에 안정성을 제공한다. 유각기에 자유로운 무릎 굴곡이 가능하고 앉을 때 방해되지 않는다. 무릎과 고관절에 구축이 있는 경우에는 사용하지 않는다.

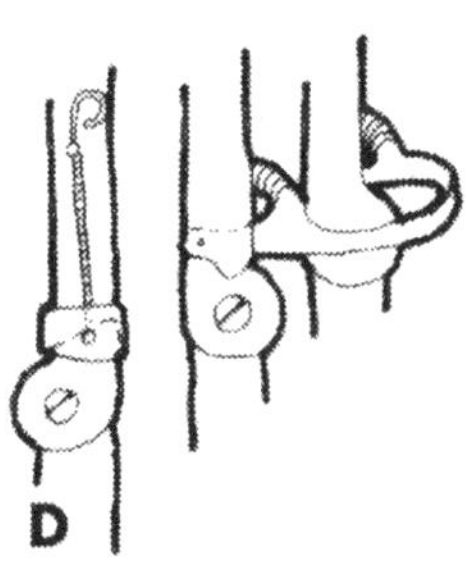

Drop－ring(c) - 사용자가 무릎을 펴고 직립하면, 링이 중력에 의해 낙하되어 무릎이 잠기게 된다. 이동 시에 안정감을 주고, 앉을 때는 손으로 풀러준다.

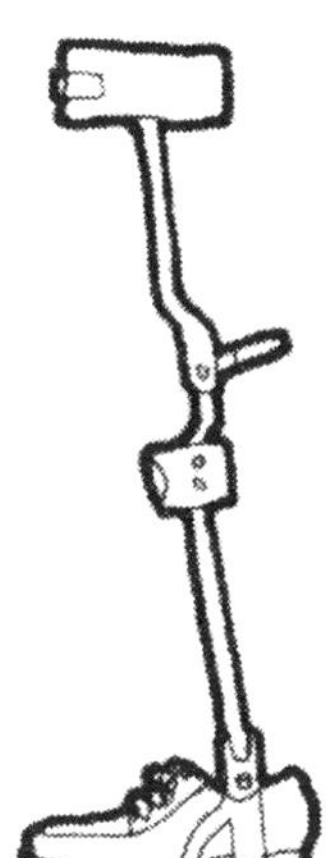

잠금쇠 잠금, 손잡이(bail) **풀림장치**(D)-스프링이 내외측을 잠그고 반원형의 손잡이가 후방에 붙어 있어 잠긴 무릎을 풀어준다.

Craig-Scott **보조기**(CSO **보조기**) - 가볍고 착용이 쉬워

제1요추이상 척추손상 환자에 잘 쓰인다. 서있을 때나 이동 시에 사용하고, 양측 이중 금속막대와 무릎 잠금쇠 후방 대퇴부 받침대, 경첩달린 전경골부 밴드, 5~10° 후방 고정된다. 발목 관절 셋트로 이루어져 있다. 신발은 쿠션이 있는 뒷꿈치와 T-자형의 판을 댄다. 몸통을 뒤로 기울이면 고관절이 안정되고, 무게 중심이 뒤로 이동한다. 전완부 목발로 발을 앞뒤로 흔들면서 걷는다.

3. 그 외 하지 보조기

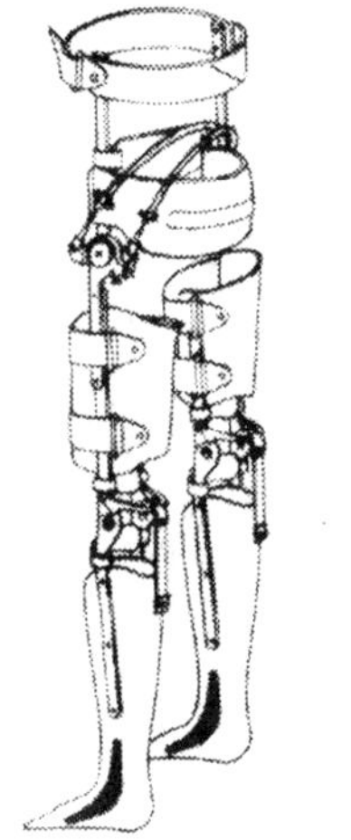

상호교환형 보행 보조기(RGO) - 어른형. 특수 케이블이 달린 양측 보조기로 고관절 굴곡력이 반대편의 신전력으로 작용하여 좀더 자연스런 상호보조형으로 작용하게 된다. 케이블을 통해 힘이 전달되나 앉을 때는 풀어준다. 착용하고 벗기가 힘들고, 다른 형태보다 에너지 소모가 많다.

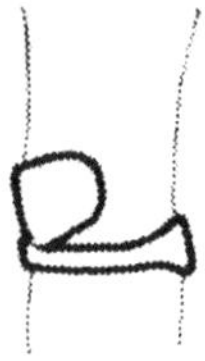

슬개하 끈무릎 보조기 - 스펀지로 된 패딩을 한 끈으로 무릎을 둘러싸고 무릎 바로 아래에 부착된다. 슬개대퇴 이상 시에 슬개골의 이동을 도와준다.

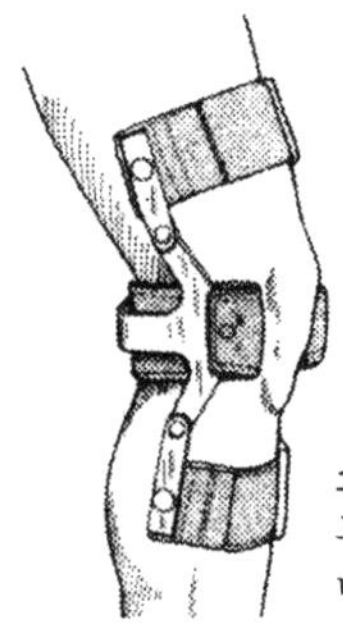

스웨덴형 보조기 - 무릎 과신전을 막아준다.

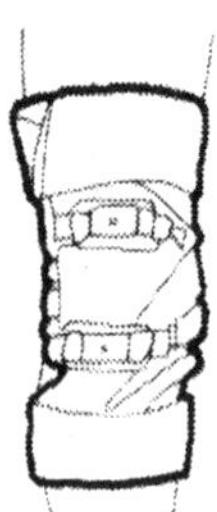

Lenox Hill 회전방지형 보조기 - 전방십자인대 수술이나 손상 시, 경골의 전방 이동을 막아준다.

달부츠-발목을 90° 고정하여 안정성을 주고, 통증이 심한 발목의 운동을 막아준다. 락커가 들어간 발바닥이 체중부하를 분산시켜 준다.

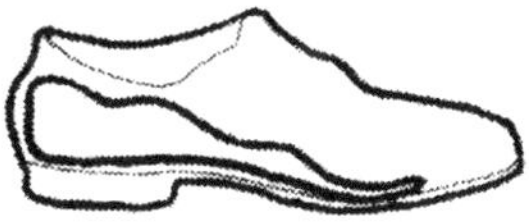

UCBL 보조기 - 딱딱하게 주형을 뜬 플라스틱 보조기로 유연성 평발 변형 시 달릴 때 사용한다. 족부 관절과 리스프장관절에 안정감을 준다.

발뒤꿈치 컵 - 후방족저면을 딱딱한 플라스틱으로 덮어 종골이 옆으로 쏠리지 않게 막아주고, 유연성 평발에도 사용한다.

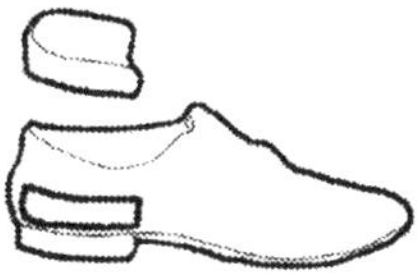

4. 신발

a. 기본적인 신발의 형태와 부분

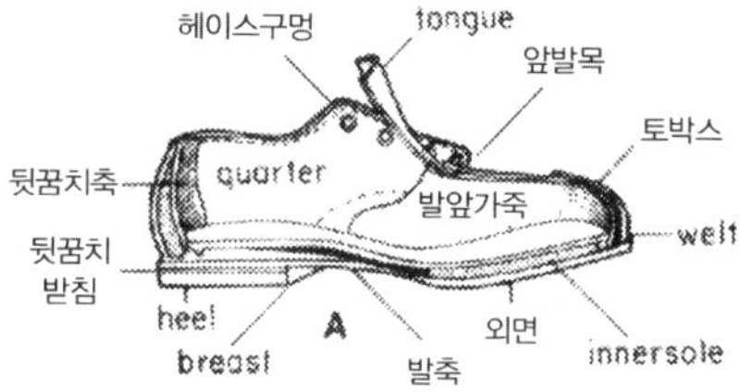

Fig.1

Fig.2

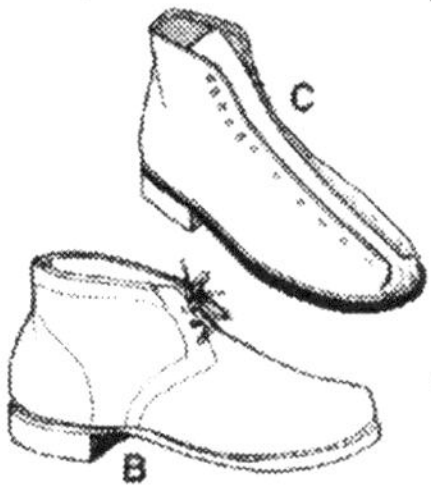

blucher bal

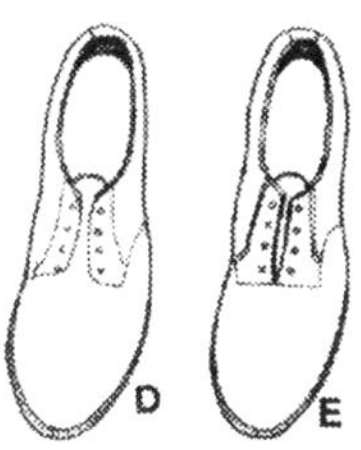

Fig.3

A. 옥스포드 신발의 기본. B. 목높은 신발

피드백 감각을 높이나 내외측 안정성을 많이 주지는 못한다.

B. 높은 목 신발 내외과를 덮음

C. 회복기 신발로 수술이나 강직된 발에 신는다. 발끝까지 레이스가 있어 적당한 조임을 주기 좋다.

D. 반장화 - 위가 트인 형태로 신고 벗기가 좋다.

E. 벨모럴화 - 전족부에 이상이 없을때 착용한다.

b. 흔한 신발 형태

b. 공통적인 신발수정

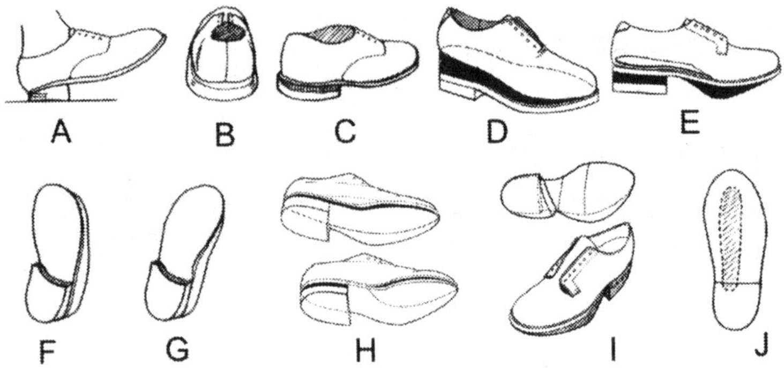

A. 뒷꿈치의 쿠션은 발목을 족저굴곡하게 만들고, 무릎을 안정화시키고, 발바닥 굴곡을 주어 좀더 자연스러운 보행이 되게 한다.

B. 외부 발꿈치 보강을 통해 내반(외측보강) 외반(내측보강)운동을 막아준다. 이는 각각 무릎의 내반, 외반력을 덜어주는 역할을 하기도 한다.

C. 외부 뒷꿈치 웨지

D. 뒷꿈치와 발바닥을 모두 보강해주는 샌드위치 방법

E. 발바닥에 굴곡 보강을 주는 방법으로 중족 골두에 걸리는 압력을 덜어준다.

F. 토마스 뒷꿈치를 주상골 부위까지 연장하고, 내측 보강을 통해 내측 종아리를 보호해 준다.

G. 역토마스 뒷꿈치를 이용해 외측을 보강해 준다.

H. 발의 외반이 있을 때, 내측의 뒷꿈치와 바닥을 보강해서 외측에 너무 많은 체중부하가 걸리지 않도록 한다.

I. 외측 발바닥 보강을 통해 발의 내번을 막아준다.

J. 내외측 발바닥 사이에 금속막대를 대어 전완부의 운동을 막아 중족골과 발가락에 걸리는 부하를 줄여준다.

c. 다양한 신발의 이용

양측 다리의 길이가 다르고 차이가 0.5인치 이하일 때, 내부 뒷꿈치 보강으로 충분하다. 0.5인치 이상 시에는 외부 보강이 필요하고, 1인치 이상일 때는 발바닥쪽의 보강도 필요하다.

편평외반족의 경우, 외번은 막고 종아리를 받쳐주게 된다.

무지의 반변형의 경우, 부드러운 깔창과 넓은 토박스를 대고 뒷꿈치를 낮게 하며 중족골두 패드를 대고 내측 종아치를 받쳐준다.

제1중족족지관절 압력을 낮추고 체중을 외측으로 보내준다.

E. 하지 보조기와 보행

1. 주요개념

발과 발목에 어떤 보조기를 하느냐에 따라 무릎의 굴곡, 신전과 안정성에 영향을 미친다.

무릎굴곡 촉진	무릎신전 촉진
발목족배굴곡	발목족저굴곡
족저굴곡제한	후방굴곡제한
후방지면반발력	전방지면반발력
짧은 발축	긴 발축

2. 무릎 안정성

a. 무릎(불안정해질수록 더 강한 대퇴사두근이 필요함

b. 무릎 신전근이 약할수록 무릎 꺾임을 막기 위해 과신전 변형이 올 수 있다.

VII. 휠체어

A. 수동휠체어

1. 전형적인 형태와 치수

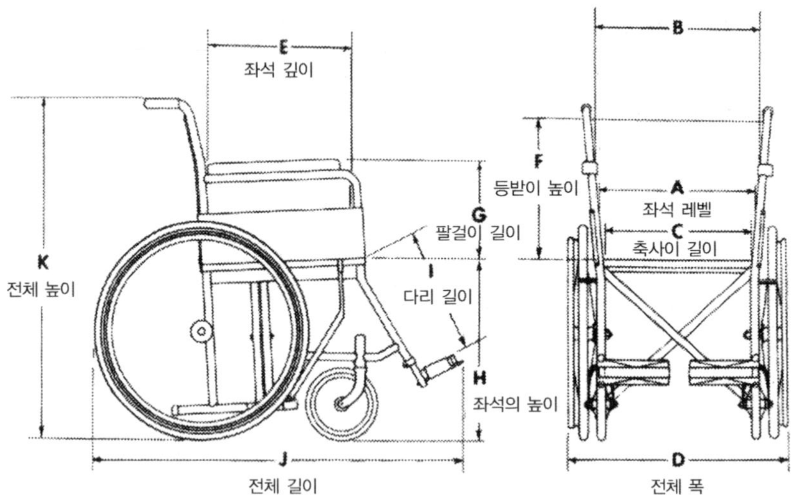

등받이 높이(F)	자가조절, 몸통조절이 좋음	하각 2인치 하방
	견갑골	견갑골극 2인치 하방
	자가조절, 몸통 조절이 좋지 않음	기준(전형적으로 16.5인치)
좌석넓이(A)	가장 넓은 곳, 보통 엉덩이에 1인치 더하기	18인치
좌석깊이(E)	엉덩이에서 슬와부까지 길이에서 2인치 뺀 길이	16인치
좌석높이(H)	슬와부에서 바닥까지 길이에서 2인치 더하기	19인치
휠체어 넓이(C)	18인치 좌석은 27인치 넓이의 휠체어에 해당됨.	
휠체어 무게	기준	43~50파운드
	경량	35파운드 이하
	초경량	28파운드 이하
	중량	45~60파운드
휠체어 사이즈	기준	24인치
	반의자	20인치

2. 처방 시 고려사항

전체 프레임-접을 수 있는 구조는 이동시에 유리하나, 무겁고 내구성이 떨어지고 더 많은 에너지가 소모된다.

고정 프레임은 내구성이 좋고 전진할 때 에너지가 적게 소모되나, 운반이 불편하다.

차축 - 후방차축은 몸통 조절이 어렵거나, 절단 환자, 후방으로 기울어진 휠체어에 유리하나, 회전반경을 크게 하고 저항이 크고 조정이 어렵다. 전방차축은 구름저항이 적고 운전이 용이하나, 뒤로 쏠릴 수 있다.

주형을 뜬 플라스틱과 철창으로 된 바퀴 - 주형을 뜬 플라스틱이 좀 더 무거우나 내구성이 있다. 스포츠 의자에서는 철창바퀴를 사용한다. 손가락이 끼일 수 있기 때문에 주의를 요한다.

공기압과 고무타이어 - 공기압 타이어가 고르지 않은 길에서 좀더 편안하나, 터질 수 있고 저항이 있다. 딱딱한 고무 타이어는 추진력이 좋고 유지하기 편해 대부분의 실내 사용 시 선호된다.

캠버 - 기준은 약 7°(3~9°)이며 캠버가 증가하면 회전 반경이 줄고, 좌우와 전방 안정성이 좋다. 운동 시 손을 보호해주나, 좌우가 커지고 후방 안정성은 떨어진다.

손잡이 - 손잡이가 작으면 좀 더 많은 힘을 필요로 하고, 페그가 달린 손잡이는 사지 마비 환자나 손을 사용하기 불편할 때 좋으나 다칠 수 있다.

다리바퀴 - 5인치 이하의 좁은 다리가 좀 더 부드럽고 편평한 곳에서 좋다. 6인치 이상 큰 경우, 울퉁불퉁한 실외 환경에 좋고 저항을 증가시킨다.

쿠션 - 스펀지를 넣은 쿠션은 가볍고 가격이 싸나, 씻기 힘들고 열 발산이 잘 안된다. 젤 쿠션은 딱딱한 젤이 플라스틱백에 넣어져 있고 자세 안정에 좋다. 내구성이 좋고 안정성 있으며 유지와 세척에 좋고 열 발산이 좋으나, 가격이 비싸고 무겁고 모양이 형성되면, 운반 시에 불편해진다. Jay-2형은 모양을 기억하게 되어 적절한 형태를 유지할 수 있다. 공기로 찬 융모형 쿠션은 여러 개의 풍선같은 방으로 만들어져 피부와의 접촉을 최대화하여 압력을 낮추어준다. 압박궤양이나 치유 시에 좋다. 이런 쿠션은 무게가 가볍고 열발산이 좋으며 세척과 이동이 쉬우나, 비싸고 자세의 안정감이 떨어진다. 이러한 공기가 찬 방은 계속 유지하는 노력이 필요하다.

기울어짐/경사로 의해 발생하는 공간(tilt space) - 적절히 압박을 분산하기 힘든 환자에서 유용하며 직립 불안정성이 있는 환자에게 좋다. 전동 휠체어를 가진 환자에 보조로 사용하며 이 같은 기구는 휠체어의 크기를 크게 하는 단점이 있다. 이러한 휠체어를 사용하는 환자는 경련이 일어나기 쉽고, 기울일 때 전단력이 가해질 수 있다. 경사로 인해 발생하는 공간을 가진 휠체어는 전단력 없이 압력을 줄여주며 경련도 줄여준다. 이때 소변을 위한 요도삽관을 한 환자는 기울일 때, 소변이 거꾸로 흐를 수 있다.

3. 특수 휠체어

반휠체어-뇌혈관 질환을 가진 환자에 유용하다. 의자의 높이가 2인치 낮고 정상인 발로 전진하기 위해 발판을 제거한다.

하지절단 환자-후방차축을 2인치 더 후방으로 보내 환자 무게중심이 뒤로 이동된 것을 보상해준다. 회전반경이 크다.

편측상지 휠체어-한쪽 상지를 절단한 경우 사용되며 한쪽에만 손잡이가 있다. 휠체어의 넓이와 무게가 증가한다. 힘이 좋고 근육 협동성이 좋아야 한다.

직립휠체어-구조가 사용자로 하여금 설 수 있게 만들어준다. 서는 자세가 압력을 줄여주고, 체중을 부하하게 해주어 골다공증을 줄일 수 있다. 대 · 소변기능을 향상시킨다.

B. 전동이동기구

1. 전동휠체어

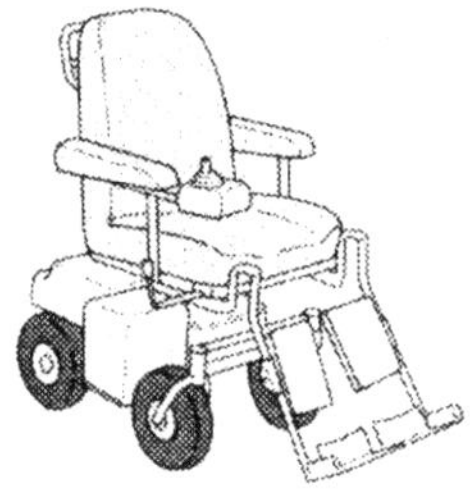

a. 적응증 - 수동휠체어를 사용할 수 없는 환자에게 적용된다. 또는 지구력이 없는 환자(만성기관지염, 심부전 등)에서 에너지 소모를 줄이기 위해 사용된다.

b. 사용자 요구사항 - 제어장치를 사용하기 위해 적어

도 한 동작 이상 가능해야 한다. 적절한 인지기능과 시각인식기능, 적절한 판단력 등이 있어야 하고 전동휠체어를 사용해 보아 추후 사용가능성을 평가하는 것이 좋다.

c. 비적응증 - 위 사항을 만족하지 못하면 사용할 수 없고, 주의력이 떨어지면 경솔하게 사용할 위험이 있다.

2. 전동 스쿠터

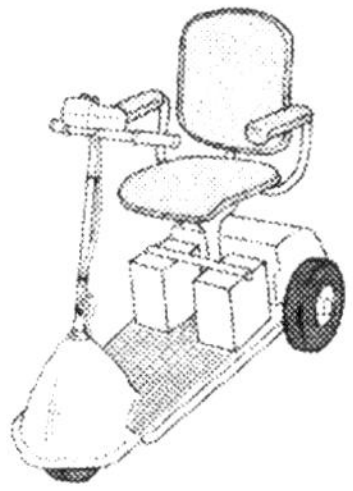

a. 적응증 - 걷거나 이동할 수 있으나, 수동 휠체어로 먼 거리를 갈 수 없고 지구력이 떨어지는 경우

b. 사용자 요구사항 - 앉을 때 균형이 좋고, 인지기능과 시각기능이 좋으며 손과 시각 협동이 적절하고, 적어도 한쪽 팔 기능이 남아 있어야 한다.

c. 주의 - 일부모델은 높은 속도로 인해 뒤집어질 수 있다.

VIII. 장애

A. 세계보건기구(WHO)의 정의

기능장애(Impairment) - 생리적, 정신적, 해부학적인 구조 또는 기능의 손실(반신마비, 관절운동감소, 인지능력 감소, 우울증 등)

능력장애(disability) - 기능장애로 인한 활동 제한으로 적절한 생활 활동을 영위하지 못하는 상태.

사회적인 장애(Handicap) - 기능 및 능력 장애로 인해 정상적인 사회활동에 참가하지 못하는 상태.

B. 미국 장애에 관한 법령(ADA)

1990년 통과된 법령으로 장애로 사람을 차별할 수 없다고 규정함. 15인 이상의 작업장에서 특별히 어려운 일을 제외한 숙련된 장애인을 고용하는데 제한이 없어야 한다. 조항에 없는 항목을 만족할 의무가 없으며 채용 시 고용주는 장애에 관해 특별한 이유가 없는 한 질문이나 요구를 할 수 없다. 2.3항은 사회시설에 대한 접근도(공원, 의사, 사무실, 편의점, 운송 수단등)에 대한 사항을 기술하고, 제 4항은 이동통신업자는 24시간 시각이나 청각장애자를 위한 서비스를 제공해야 하며 5항은 기타 다른 사항들을 정의한다.

C. 기능적 독립성 측정(FIM)

FIM은 장애의 심각성과 재활의 결과를 측정하는데 널리 사용된다. 18개 항목에 각기 1~7점을 부여하고 자기 돌보기, 대소변조절, 운동, 이동, 의사소통, 사회인식 등의 소단위로 나뉘어진다.(최대점수=18x7=126)

도움이 필요없음 7. 완전히 독립적(시간 및 안정성)

	6. 어느 정도 필요(기구 등)
도움 필요(일정한 형태)	5. 감독 필요(100%)
	4. 약간의 도움(75%)
	3. 상당한 도움(50%)
도움 필요(항상 필요)	2. 최대한 도움(25%)
	1. 완전히 도움-측정 불가능

IX. 거동 불능/압박궤양

A. 거동 불능의 후유증

근위축 - 완전히 움직이지 않으면, 매일 1~3%, 1주일에 10~15%의 근력이 감소되어 결국 25~40%까지 감소된다. 3~5주면 원래 근육힘의 반을 잃게 된다. 이는 근육의 크기가 줄어들 뿐 아니라, 조직학적 변화까지 야기된다.(근섬유감소, 근섬유 단면적 감소, 미토콘드리아의 수와 크기 감소)

대퇴사두근이나 대퇴신전근, 요추신전근 등에서 근위축이 더 빨리 진행된다. 회복하는데 걸리는 시간은 근력이 소실되는데 걸리는 시간의 2~3배가 소요된다.

연부조직구축 - 2개의 관절을 지배하는 근육이 좀더 민감하다. 치료는 스트레칭이며 심한 경우, 2~30분 정도 적어도 하루 2회 이상 시행한다.

관절운동을 하고, 조기 운동을 시행한다. 스트레칭과 함께 초음파 등을 이용해 국소열 치료를 한다. 역동적 부목, 야간부목, 연속석고 고정 등도 이용한다.

연속수동운동(CPM)은 지속적 스트레칭을 하지 못하므로 구축에는 그다지 효과적이지 못하다.

절단술, 근절단술, 관절낭절제술 또는 연부조직 유리술을 시행하기도 한다.

심혈관계와 호흡기계 합병증 - 침상 안정이 길어지면, 휴식기빈맥, 적절한 심박증가 감소, 심박출량 감소, 등이 발생하고 호흡기계도 폐활량 감소, 총폐용적 감소, 기능성 폐저장량 감소가 생긴다. 수일 내지 수주 후엔 기립성 저혈압이 생긴다. 이것의 회복을 위해서는 수주 내지 수개월이 필요하다. 갑자기 자리에서 일어서지 않도록 교육이 필요하고, 적절한 염분 섭취 및 수분 섭취와 그외 탄력 스타킹 등의 도구를 이용한다. 회전 기울임 테이블과 베타차단제, 염류스테로이드를 사용할 수 있다.

기타 합병증 - 통증, 과칼슘혈증, 골다공증, 혈당조절장애, 무기폐, 심부정맥 혈전증, 곰팡이 감염, 압박궤양, 말초신경염, 우울증, 수면장애가 발생할 수 있다.

B. 압박궤양

압박 및 전단력이 원인이다. 흰 쥐의 경우 2시간 이상 70mmHg의 압력이 가해지면 근육에 조직학적 변화를 초래한다. 전단력은 좀더 낮은 압력에서 궤양을 만들게 한다. 다른 요인으로 거동불능, 감각감소, 정신상태, 고령, 대소변 실금, 조직 온도 증가, 혈액순환 감소, 빈혈, 영양결핍이 영향을 미친다.

골성 돌출부위는 특히 위험하다. 피부보다 근육이 압박궤양에 더욱 민감하다. 국립압박궤양위원회(NPUAP)의 지침에 따라 등급을 나누면 다음과 같다.

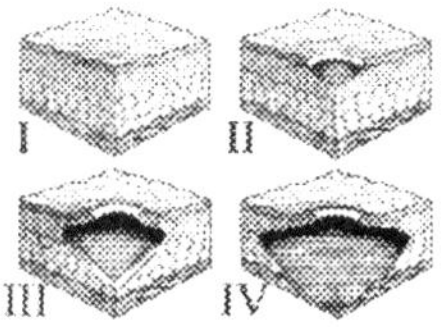

그림 1 가피 압박 궤양은 가피가 제거되어야 단계로 구분된다.

1단계 - 표피층은 정상이고 누르면 사라지지 않는 발적이 30분 이상 되고, 따뜻하며 부종이 있고, 색조의 변화가 생긴다.

2단계 - 부분층 표피 또는 진피가 소실되고 물집이 잡힌다.

3단계 - 전피부층의 소실로 피하층이 포함되나 근막을 뚫지는 않는다.

4단계 - 전피부층 소실과 근육, 건, 골과 관절까지 포함한다.

압박궤양을 막기 위해서는 적절한 좌석, 침대기구, 바른 자세가 필요하며 교육이 효과적이다.(앉을 때는 15~20분에 한번씩 30초 이상 체중을 이동해 주고 누워서는 두시간에 1회 이상 자세를 바꿔준다.)

압박궤양의 치료는 원인을 제거하고 감염을 치료하며, 괴사조직을 변연절제해 주며 규칙적으로 상처드레싱을 해준다(그림 2).

적절한 관리에도 잘 낫지 않는 경우 국소항생제치료도 효과적이다. 상처의 배양은 여러 세균 감염으로 도움이 되지 않는다.

골수염, 봉와직염, 전신감염에만 전신적 항생제 투여를 고려한다. 자외선, 레이저, 초음파, 고압산소, 전기자극이 상처치유에 도움이 될 수 있다. 이중 전기자극법이 가장 신빙성이 있다. 심박궤양 시에는 좋은 혈관과 함께 조직을 이식하여 치유를 촉진시킬 수 있다.

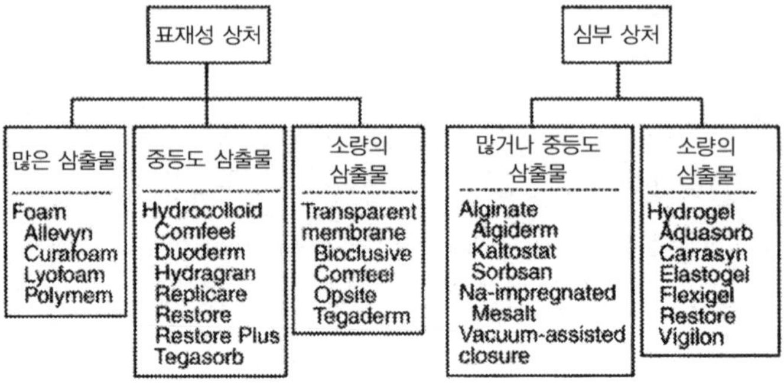

그림 2. 상처치유를 위한 드레싱의 알고리즘 제조사별로 드레싱재료 등 다르므로 적절한 특징을 알아야 한다.

X. 운동치료

A. 근섬유의 특징

제1형 근섬유는 느린 경축의 피로에 매우 저항도가 높고 전반적으로 어두운 색의 섬유로 미오신 ATP 효소와 PAS 염색으로 현미경에서 관찰된다. 제2형 근섬유는 밝은색으로 보이나 어둡게 염색되는 섬유로 아래 표1에 두 섬유의 비교가 정리되어 있다. 한 운동 단위당 모든 섬유는 같은 형태의 근섬유로 이루어져 있다. 헤네만의 크기 원리에 의해 먼저 작은 크기의 운동단위가 사용되고, 수축강도가 증가할수록 큰 크기의 운동단위가 동원된다.

	제1형 느림 산화과정	제 IIA 형 빠름 산화과정 해당과정	제 IIB 형 빠름 해당과정
운동근 단위	느림	빠르고 피로에 저항	빠르고 피로에 약함
산화능력	높음	중간	낮음
해당능력	낮음	높음	매우 낮음
수축속도	느림	빠름	빠름
피로저항	높음	중간	낮음
근단위의 힘	낮음	높음	높음

표 1. 근섬유 아형의 특징

근전도 검사는 주로 체형의 활동을 기록한다. 빠른 운동은 주로 II형을 이용하나 지속적 사용 시 I형을 이용하게 된다.

스테로이드는 주로 IIb형 섬유를 위축시킨다. 모든 형은 나이가 들수록 감소한다.

B. 근력운동

등척성 강화운동 - 관절의 운동이나 근육길이의 변화없이 장력이 증가한다(벽밀기 등). 휴지기 시에 유익하며 관절 운동을 못하는 시기에 통증이나 염증이 있을 때 시행한다. 손상의 위험이 낮다. 나이가 많은 환자나 고혈압이 있을 때는 혈압을 높일 수 있어 사용하지 않는다.

등장성 강화운동 - 외부에서 일정한 힘을 가하지만, 다양한 속도에서 시행할 수 있다. 무게 들기, 웨이트기구, 팔굽혀펴기, 윗몸일으키기, 쎄러밴드 사용하기 등이

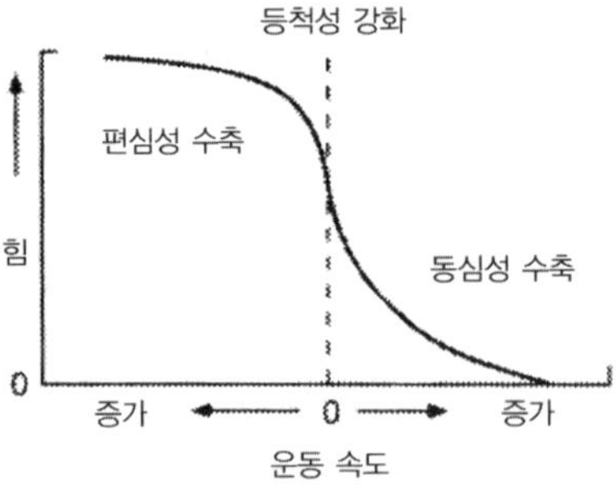

그림 1 힘은 빠른 편심성 수축에서 최대이다.

있다.

쉽게 사용할 수 있으나 부상의 위험이 있다.

등속성 강화운동 - 비교적 같은 속도로 관절을 움직이며 다양한 힘을 외부에서 가한다.(사이벡스, 바이오텍스 등). 세게 밀어도 기구의 운동속도는 변하지 않으나 저항이 커지게 된다. 운동 범위내에서 저항을 최대화시키고, 이는 초기 재활에 유익하다. 부상의 위험도가 낮다.

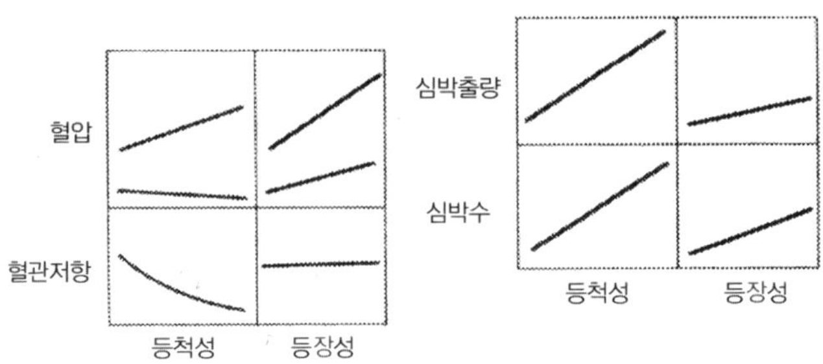

그림 2. 등척성 운동과 등장성 운동 시 혈류역학의 변화

점진적 저항운동 - 초기 10회에 최대 운동을 반복한다. 처음에 50%, 75%, 100%에서 각기 반복을 10회 운동하고 이를 1주에 3~5회 시행한다.

다른 방법으로 처음에 100%, 이후 75%, 50% 순으로 할 수 있다. 높은 저항으로 적은 반복 시에 힘이 세지고, 낮은 저항으로 많은 반복 시에는 지구력이 증가된다. 근육운동을 피로할 때까지 한다면 두 가지 다 증가하게 된다. 그러나 높은 저항이 있을 때 좀더 효과적이다. 초기 수주 동안의 근력향상은 근육의 비대보다는 근 협동성 등의 신경학적 요인에 의해 힘이 증가한다.

C. 에어로빅 운동(유산소 운동)

규칙적인 에어로빅 운동은 최대산소 섭취량을 증가시키고, 휴식기 혈압을 낮추고 근력 운동은 이러한 잇점이 없다.

다른 심혈관계의 잇점으로는 심박출량 증가, 고밀도인지질 증가, 심박수 감소 등이 있다. 당뇨환자는 비만이 줄어들고 인슐린 필요량이 감소된다. 기분 및 수면, 면역력 골량증가 등이 보고되고 있다.

표 2. 건강한 사람에서 유산소(Aerobrc)운동의 예

프로그램 시기	주수 #	운동빈도	강도(최대산소 섭취량)	프로그램 시기	주수 #	운동빈도	강도(최대산소 섭취량)
초기	1	12min/3x	40-50	향상	6-9	21min/3-4x	70-80
	2	14min/3x	50		10-16	24min/3-4x	70-80
	3	16min/3x	60		17-23	28-30min/4-5x	70-80
	4	18min/3x	60-70		24-27	30min/4-5x	70-85
	5	20min/3x	60-70	유지	28+	30-45min/3x	70-85

*VO_2 is the body' s rate of O_2 utilization (mL O_2/kg/min). Once VO_2max is reached, further increases in work rate are powered by anaerobic (glycolytic) metabolism VO_2max can be calculated by the Fick equation: VO_2max = max CO x (a-v O_2 difference), where CO = SV x HR.

XI. 심장재활

A. 개요

최신 미국 심장학회 지침에 따르면 심장재활은 운동프로그램, 교육, 위험인자 제거와 정신사회학적 카운슬링이다. 심장 재활은 급성심근경색, 관상동맥 확장술, 심장이식술 후 또는 심부전이나 만성협심증을 가진 환자에게 필요하다. 또한 최대산소 섭취량, 말초산소 추출률, 운동을 견디는 능력, 심신의 안녕, 일에 복귀 등을 향상시킨다. 혈압과 휴식기 심박수와 심근의 산소요구량을 감소시킨다. 1년간 저지방식사와 철저한 운동요법을 시행한 사람은 혈관조영술상 동맥경화 혈전이 줄어들게 된다.(협심증을 낮추는 것은 혈관성형술이나 혈관이식술만이 효과가 있는 것으로 증명되었다)

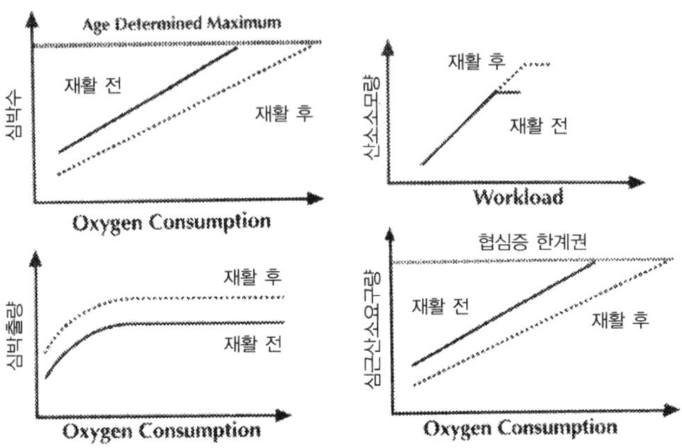

심장재활의 장점 운동전(굵은선)과 운동후(점선)

심근경색 이후 심장재활 시행 3년후의 사망률이 낮아진다.

B. 역학

1997년 110만 미국인이 심근경색으로 진단되고, 80만명이 관상동맥 확장술을 시행받았다. 심장재활은 비용효과 측면에서 의미가 있으나 오직 10~20%만이 적절한 운동을 하게 된다. 적절한 재활을 못하는 이유로는 재활장소가 너무 멀거나 의사가 환자에게 권유하지 않는 경우 등이 있다.

C. 심장재활의 단계

1단계 - 입원후 2~4일에 시작하며 보통 1~2주간 시행한다. 치료 목표는 거동 불능의 후유증을 줄이고, 교육과 위험요인 제거, 독립적 자기 관리와 집안내 거리 이동 등이 가능하게 하는 것이다. 퇴원후 일상 생활과 활동을 위한 지침을 만들도록 하고, 합병증이 적은 환자에게 최대부하 이하에서 테스트를 시행한다.

2단계 - 퇴원후 2~4주에 시작하고, 8~12주간 시행한다. 심혈관계 능력을 높이고 점차 정상생활로 복귀하는 것이 목표이다. 기능적 운동(ECG 스트레스)검사는 6~8주 후 시행하여 운동 처방과 일 및 성생활로의 복귀를 결정한다.

3단계 - 유지시기로 제1,2단계에서 얻은 기능을 유지하고 일생동안 지속하며 의학적 관리는 최소한으로 한다.

기능적 부하의 절대적 금기증은 최근의 휴지기 심전도 변화, 심각한 부정맥, 불안정성 협심증, 급성좌심실 부전과 조절되지 않는 고혈압, 전신질환, 심각한 대동맥 협착 트레드밀이 불가능한 심신의 이상이다. 상대적 금기로는 비대성 심근병증, 전해질 이상, 중등도의 심장 판막질환, 심각한 폐동맥 고혈압등이다.

주의 :이러한 금기는 심장 재활의 금기와 유사하다.

D. 운동처방

운동처방은 운동의 종류와 강도, 운동 지속시간, 운동의 빈도를 포함한다.

등척성, 유산소, 리듬 운동 등은 대근육 그룹을 포함해야 한다.

등장성, 저항성 운동은 좌심실이 좋은 환자에서 비교적 안전하나, 심부전, 심한 판막질환, 조절되지 않는 부정맥 등이 있는 경우에는 위험하다.

운동강도는 목표 심박수를 계산해서 결정하게 되며 미국 심장학회는 최대 심박수의 70~85%를 목표로 제시한다. 이러한 운동부하 검사를 하지 않는 젊고 건강한 성인에서는 220에서 나이를 뺀 수의 70~85%가 처방되며 220은 보통 신생아의 심박수로 1년에 1회 감소하는 것으로 가정할 수 있다. 이러한 공식은 심근경색에는 적용되지 않는다.

카보렌 공식은 앉아 있을 때의 심박수에 운동검사시 최대심박수에서 휴식기 심박수를 뺀 칫수의 40~85%를 더하면 된다. 상태가 좋지 않은 경우 40~60%정도에서 운동을 시작한다.

Borg의 인지운동 치수는 심박수가 심장이식환자에서 사용할 수 없어 이런 경우 이용하기 좋다. 6~20점 사이에 기록되고 운동 시에 주관적으로 힘든 정도를 대화를 하며 기록한다.

12~13점은 최대 심박수의 60% 정동 해당되고, 15는 85% 정도에 해당된다. 이러한 Borg 치수는 생리적이라기 보다 심리적이다. 심장 모니터를 뗀 상태에서 운동을 분발하게 한다.

베타차단제를 사용하는 환자에서는 증상제한적 심박수의 85%, 또는 최대 부하량의 70~90%정도에서 운동을 시행하는 것이 좋다. 인공심장박동기가 운동을 제한하지 않는다.

보통 운동 시 최대심박수의 70%에서 한다면, 20~30분간 2회를 약 12주간 시행한다.

운동시간은 상태가 좋지 않은 환자에서 좀더 줄이는 것이 좋다. 보통 매일 운동하는 것의 금기증은 없으나, 근골격계의 부상의 위험을 주의해야 한다.

E. 심장이상후의 성상담

심장이상 후의 성행위를 재개할 수 있는 전형적 기준으로는 안정적이고 증상이 없는 협심증 환자, 심전도나 혈압, 심박수의 변화가 없이 운동 부하가 5~7METs로 가능한 사람이다. 보통 이상후 6주경에 가능하다. 사용하는 임상검사 방법은 두계단씩 올라가기, 1분에 120족으로 10분 걷기, 10초에 두계단씩 올라가기 등이 있다. 사망과 관련된 것으로는 과식이나 술을 마신 후 성관계를 가졌을 때 관계가 있다.

F. 그 외 기타

흉골술 후 관리 - 흉골분리술 이후에는 6~8주간 5~10파운드 이상의 물체를 들어올리거나 미는 행위를 하면 안되며 침대에서 나올 때 옆으로 구르며 나오는 방법은 교육해야 하며 휠체어를 미는 행위를 해서는 안된다

심장관상동맥 수술후의 관리 - 새로운 심폐관계 증상이 나타나거나 심박수가 20% 이상 감소하고 50%이상 증가하거나, 수축기 혈압이 240mmHg이상 이완기 혈압이 120mmHg이상 증가하는 경우, 활동을 중단해야 한다. 이러한 최대 최소심박수는 개개인에 따라 다르게 적용할 수 있다.

뉴욕 심장학회 등급(심부전 및 협심증)

I. 심한 활동에도 증상이 없고 기능적 장애가 없을 때

II. 심한 활동에 증상을 유발하는 상태

III. 단순한 일상 생활에는 증상이 없는 상태

IV. 쉬거나 약간의 활동에도 증상이 있는 상태

XII. 폐기능 재활운동(PR)

만성 폐질환이 있는 경우에 증상을 줄이고 기능의 향상을 위한 프로그램이다. 만성 폐쇄성 폐질환에서는 호흡이 가쁜 것을 줄이고 운동능력을 향상시키고 삶의 질이 좋아지게 하며 결국 생존율을 향상시킨다. 폐기능 재활을 위해서 보통 두가지로 환기장애(이산화탄소저류)와 폐쇄성 질환(산소부족)으로 나눈다.

환기장애(제한적 기계적 장애)-신경근육적, 골격계질환에 의해 호흡의 근육을 감소시키게 된다. 임상적으로 호흡측정기를 사용하여 폐활량, 최대폐용적, 최대 기침속도, 이산화탄소치 측정을 하게 된다. 호기의 속도는 160L/min 이상이어야 폐분비물이 적절이 배출될 수 있다. 이 속도가 적절치 않는 경우 호기시에 다른 사람이 도와주거나 호기를 도와주는 기계가 유용하다. 빨아들이는 기계는 많은 도움이 되지 않는다.

호흡근육은 마우스피스나 비강 간헐적 양안환기기나 간헐적 복강 압력 환기기 등이 유용하다. 지속적 양입기도는 수면 무호흡이 있는 경우, 야간에 기도를 유지시키는데 유용하다. 기관삽관, 기관절개, 산소치료 등도 유용하게 이용될 수 있다.

폐쇄성 질환(내재적 질환)-만성 폐쇄성 폐질환, 천식성 기관지염, 낭포성 섬유종 등이 유용하다. 네뷸라이저나 흡입기 등이 치료제로 쓰인다. 하지 운동과 보행 프로그램은 운동 능력을 증가시키고 만성폐쇄성 질환 시에 유용하다. 호흡저항 훈련도 도움이 되며, 정신과적 이완치료도 도움이 된다. 가정산소치료는 산소분압이 55~60mmHg 이하로 유지되는 환자에게 유용하고, 휴식기나 수면, 운동시 산소분압이 55mmHg이하이거나, 산소포화도가 88% 이하일 때 메디케어의 보험 기준이 된다.

XIII. 류마티스 질환

A. 고관절과 슬관절의 퇴행성 관절염

미국에서 가장 흔한 관절염의 형태인 퇴행성 관절염은 관절연골과 연골 하골의 분해와 생성의 정상 과정이 파괴되면서 발생한다. 생화학적, 생물학적 요인들이 관여된다. 나이와 비만이 위험인자이고 관절은 비대칭적으로 발생한다. 체중 부하 관절이 영향을 받는다.

미국 류마티스 학회의 고관절 퇴행성 관절염의 진단 기준은 고관절 통증과 다음의 2가지 이상을 만족해야 한다.

적혈구 침강속도〈20, 대퇴골과 비골구의 골극 형성, 관절 간격 감소 등

무릎 관절의 관절염 진단기준은 무릎 통증, 굴곡 형성 및 다음 중 1가지 이상이 있는 경우이다. 나이 50세 이상, 조조강직이 30분이하, 움직임 시 염발음 등이다.

1. 약물이외의 치료

근력강화 및 유산소운동은 통증을 감소시키고 삶의 질을 향상시킨다. 대퇴사두근 강화와 유산소 운동은 슬관절 퇴행성 관절염 시 많은 도움이 된다.

체중을 낮추는 것이(II 파운드 이상)퇴행성 관절염을 50%이상 낮출 수 있다. 자기 관리와 생활능력을 향상시키기 위해 자기 관리 프로그램 등에 가입하는 것이 좋다. 체중부하를 하는 운동을 하기 힘든 환자에서는 수중운동이 권유된다. 적절한 운동과 휴식은 삶의 질을 향상시킨다.

고관절이나 슬관절 반대편에 지팡이를 이용하면, 좀 더 활동의 부담을 덜어줄 수 있고 더 힘든 환자는 양쪽에 지팡이를 사용할 수 있다. 슬관절 부하감소 보조기와 외측 쐐기 뒷꿈치는 내측 무릎에 가해지는 체중을 덜어줄 수 있다 생활환경은 화장실 변기와 의자 등을 높여준다.

2. 미국 류마티스학회 약물치료

약물외 치료와 약물치료를 병행하는 것이 효과가 있다. 아세타미노펜의 초기 투여는 고관절과 슬관적의 퇴행성 관절염에 비용 효과 및 독성면에서 추천되는 방법이다. 관절 염증 징후가 있는 심한 관절염에서는 관절내 스테로이드나 COX-2억제제, 비스테로이드성 소염제 등이 일차 약재로 쓰일 수 있다.

이러한 약제에 부적응증인 환자에게는 트라마돌을 이용할 수 있다. 트라마돌은 200~300mg을 4회로 나누어서 투여한다.

다른 마약성 진통제는 이러한 치료가 실패했을 경우 투여할 수 있다.

국소진통제는 경도내지 중등도의 퇴행성관절염에서 부가적 치료로 사용할 수 있다. 이러한 약물치료나 비약물치료에 반응하지 않는 경우 하이알푸로난 치료를 할 수 있다. 관절내 하이알푸로난은 논란의 여지가 있으나, 경도 및 중등도의 관절염에 효과가 있다. 8~12주에 최대 효과를 보이고 6개월까지 지속된다. 방사선 촬영하에 고관절에 하이알푸로난 주사도 효과가 있다.

3. 대체치료, 실험적 치료, 글로코사민

콘드로이틴 치료는 초기 단기간의 증상완화효과를 보일 수 있다. 현재까지 치료효과는 기대에 못 미친다. 퇴행성관절염에 '침' 요법은 어느 정도 효과는 있으나 기대에 못미친다. 다른 치료법으로 비타민 D, A, C, E, 코엔자임Q10 등이 있다.

최근 슬관절 퇴행성 변화에 대한 수술적 치료로, 반치환술은 무릎의 내측구획에 국한된 경우에 사용할 수 있다. 콩팥모양의 금속합금은 자가 중심의 골절단이나 스크류, 시멘트 고정이 필요 없는 자연해부학적 방법으로 장기 효과에 대해서는 연구중이다.

B. 류마티스 관절염

류마티스 관절염은 만성 전신성, 염증성 질환으로 남성보다 여성에서 흔하고 1%

의 유병률을 갖는다. 관절 침식이 여러 관절에서 진행되고 대칭적 활액막염과 피곤, 빈혈, 심장 판막이상, 심낭염 등 전신적 증상이 동반될 수 있다. 전형적인 신체적 특징은 단추고리변형, 백조목 변형, 망치손가락 변형, 대칭적 손목부종, 베이커씨 낭종, 중수수지관절 탈구 및 수지의 척측 변형이 있으며 원위지간 관절은 정상이다.

류마티스 관절염의 진단기준은 아래 7개의 기준에서 4개 이상이다. 1시간 이상의 조조강직, 3관절이상에서 연부조직 부종, 손과 손목의 1개이상 관절 포함, 대칭적인 관절병변, 류마티스결절, 혈청류마티스인자 양성과 경계부침식 관절주위 골결핍증과 같은 방사선학적 변화.

1. 류마티스 관절염의 치료

관절 범위운동과 스트레칭 운동을 주기적으로 시행한다. 관절의 염증을 최소화하기 위해 등척성 근력강화운동을 시행한다. 휴식기 손목관절 부목과 무릎, 발목 부목은 통증을 줄여주고 변형의 진행을 막아준다.

후발 수부 보조기와 중수 수지관절의 척측 변위를 막는 보조기가 척측 변형을 막는데 도움이 된다.

관절을 많이 쓰지 않고 보호해 주는 방법을 교육해야 한다(활동기 시 운동을 줄이고, 부목을 대고 근력 강화운동을 한다). 비스테로이드성 소염제와 COX-2 억제제는 초기 증상이 미약할 때 도움이 된다. 류마티스 인자의 수치가 높고 관절외 부위를 침범하는 경우, 질병 전환 항류마티스 제제의 사용이 추천된다.

메토트렉쎄이드, 헤플루노마이드, 싸이클로스포린, 설파살라진, 경정맥금치료, 퀴놀론제제 등이 사용된다.

최근 FDA 인증을 받은 새로운 약물인 생물학적 반응 조절제(BRM)는 증상을 완화하고, 병의 경과를 막아주며, 기존치료제보다 부작용이 없다.

IL-1 억제제인 키네렛, TNF-X 억제제인 에타너셉트 레마케이드 등이 있다.

최근 추세는 초기에 항류마티스제와 생물학적 제제를 투여하고 다른 약물을 추가로 병용한다. 이러한 치료로도 잘 낫지 않고 활액막염이 심한 경우, 관절경적 활액막 절제술이 관절 파괴를 줄일 수 있다.

2. 연소기형 류마티스 관절염

연소기형 류마티스 관절염은 소아기에서 가장 흔한 형태의 관절염이며 미국에서 16세 이하 7~10만명이 발생한다. 아형에 따라 다르나 여자에서 좀 더 호발한다. 진단은 16세 이전에 시작되고 한 관절에 6주이상 관절염이 있으며 다른 관절염이 없어야 한다. 류마티스인자는 보통 음성이다. 아형으로 전신형(Still 병 10%) 다관절형(40%, 5개 관절 이상), 소수관절형(50%, 4개 관절 이하)과 소수관절형으로 항액항체양성인 소아는 포도막염의 위험이 높고 시력을 상실할 수 있다. 약 30%에서 10년 후 관절에 장애가 남게 된다. 많은 수에서 키가 작고 치사율도 3~14배 높다.

치료: 비스테로이드성 소염제 메토트렉세이드, 관절내 스테로이드 등으로 통증을 조절하고, 엎드리는 자세나 부목으로 관절의 구축을 막아준다.

열치료등이 급성기가 아닌 경우 효과적이다. 수영, 싸이클, 등척성 운동 등이 관절에 부담이 적다.

C. 강직성 척추염

척추관절병증의 하나로 남자에서 3배 더 발생하고, 청소년기 후반이나 젊은 성인에서 시작한다. 90%에서 HAL-B27 양성이고 초기증상은 허리와 엉덩이의 뻣뻣함이 있고 활동을 안할 때 심하고, 움직이면 완화된다. 양측의 대칭성 천장관절염이 초기 방사선 검사의 특징이며 척추의 염증이 유합성골극을 형성해 결국 후만형태로 척추가 굳어진다.(대나무 척추). Schober 검사로 척추의 경직성을 조사한다. 경과는 다양하나, 대부분 증상이 미약하고 정상 수명을 갖는다. 척추외 문제로 포도막염이 있고 눈부심이 있으며 실명할 수 있다.

치료는 척추신전운동(수영, 푸쉬업 등), 확장성 호흡운동, 흉근 및 고관절 굴곡근 신장 운동을 시행하고 엎드려 눕는다. 딱딱한 매트에 베개는 베지 않도록 한다. 비스테로이드성 소염제 등이 통증과 경직을 줄여주고 최근 에타너셉트(TNF-억제제) 등이 삶의 질을 향상시키고 통증과 경직을 줄여주는 효과가 있다.

D. 섬유근육통증 증후군(FM)

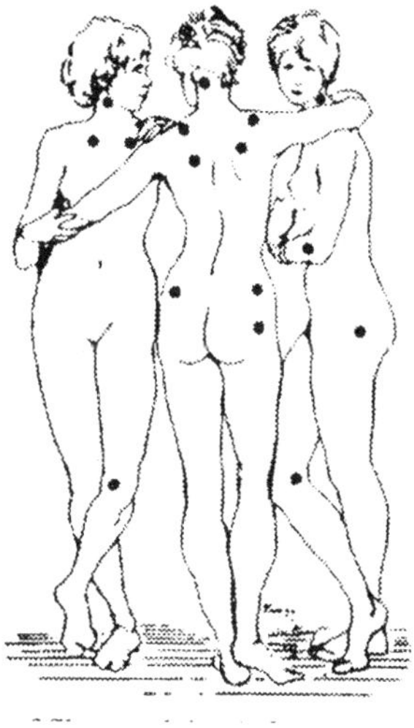

섬유근육통증 증후군은 남성보다 여성을 주로 침범하는 아직 그 원인이 밝혀지지 않은 질환이다. 전반적인 만성통증과 전신 증상을 동반한다.(피로, 수면장애, 우울 등)미국 류마티스학회 진단 기준은 1) 통증과 압통이 3개월 이상 지속(양측성, 손목, 허리 위아래 부위 및 척추 부위 통증) 2) 아래 그림의 18개 통증 부위중 11개 이상의 통증(4kg/cm 의 압력을 가함)및 압통이 있는 경우이다.

치료는 교육(보통 진행하지 않는다)과 심하지 않은 유산소 운동, 진통제 등이다.

다른 치료로 상환계 항우울제, 세로토닌 흡수 억제제, 비스테로이드 소염제와 트라마돌, 압통점 주사, 전기자극 치료, 침, 마사지와 이완치료 등이 있고 내재된 우울증을 함께 다루어야 한다.

XIV. 말초신경계

A. 피부절

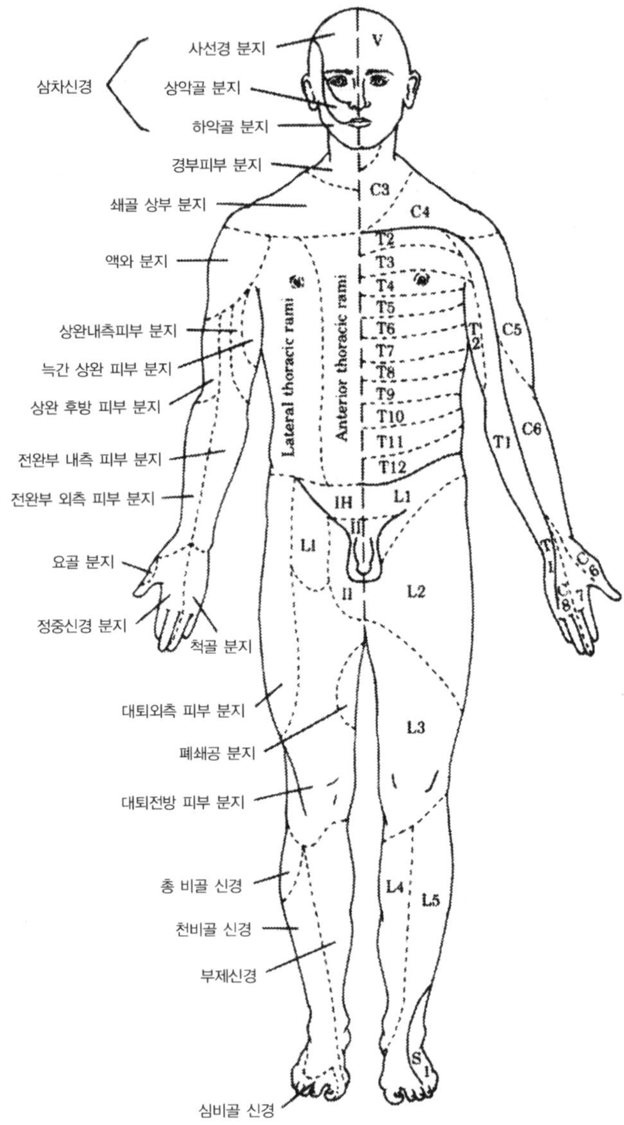

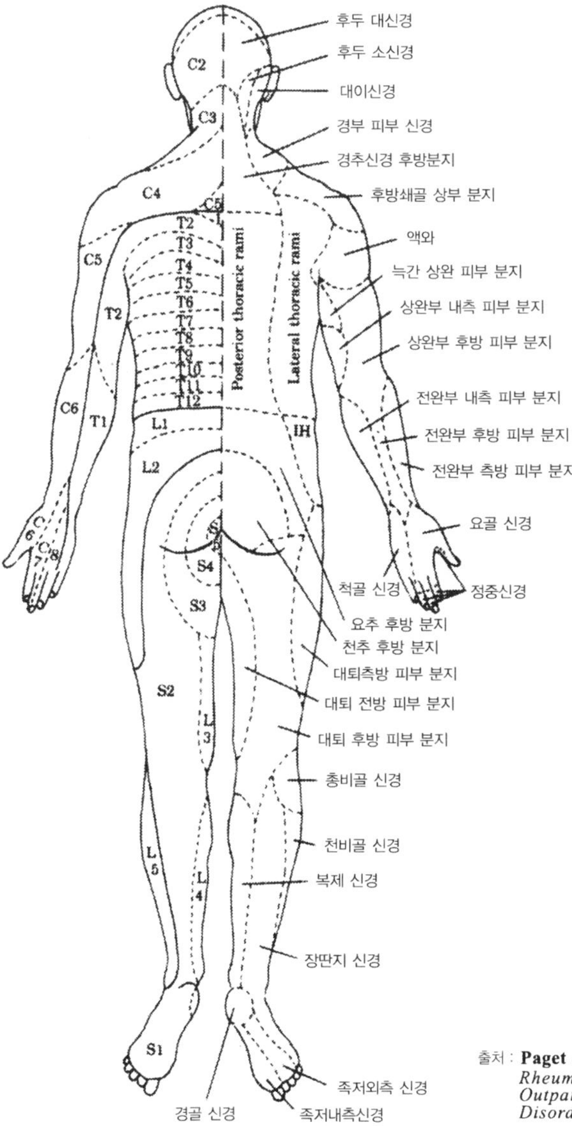

출처 : **Paget SA**, ed.: *Manual of Rheumatology and Outpatient Orthopedic Disorders*. LWW, 2000.

B. 상완 신경층

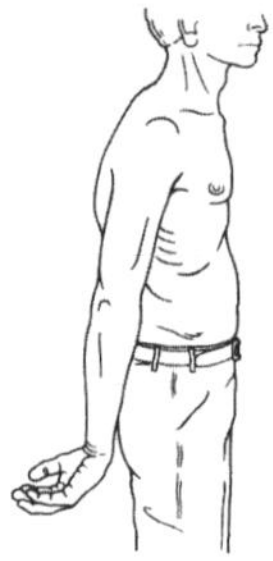

전형적 상부 상완 신경총 손상 방사선 치료
신경종병변 어브 마비

그림1. 어브 마비(Erb' s palsy)로 인한 웨이터가 팁을 요구하는 듯한 자세

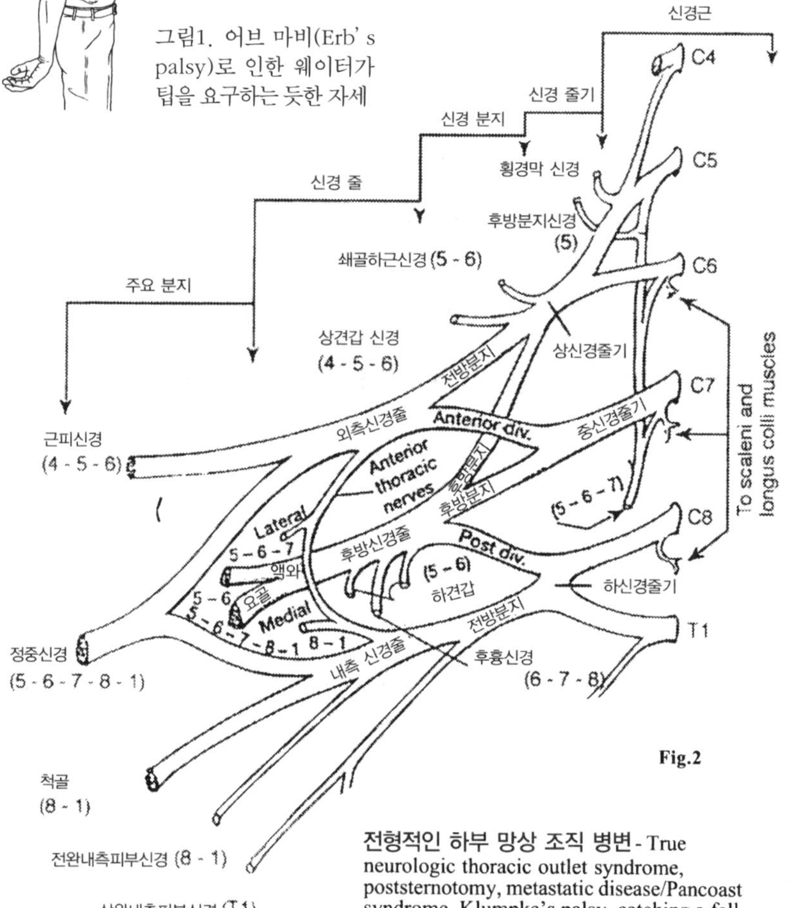

Fig.2

전형적인 하부 망상 조직 병변 - True neurologic thoracic outlet syndrome, poststernotomy, metastatic disease/Pancoast syndrome, Klumpke's palsy, catching a fall with an outstretched arm.

C. 말초운동근의 신경지배

1. 정중신경

그림 2. 정중신경의 임상적 해부 위치

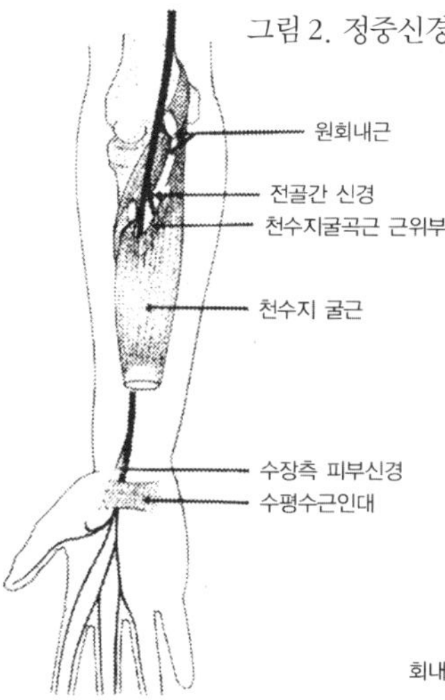

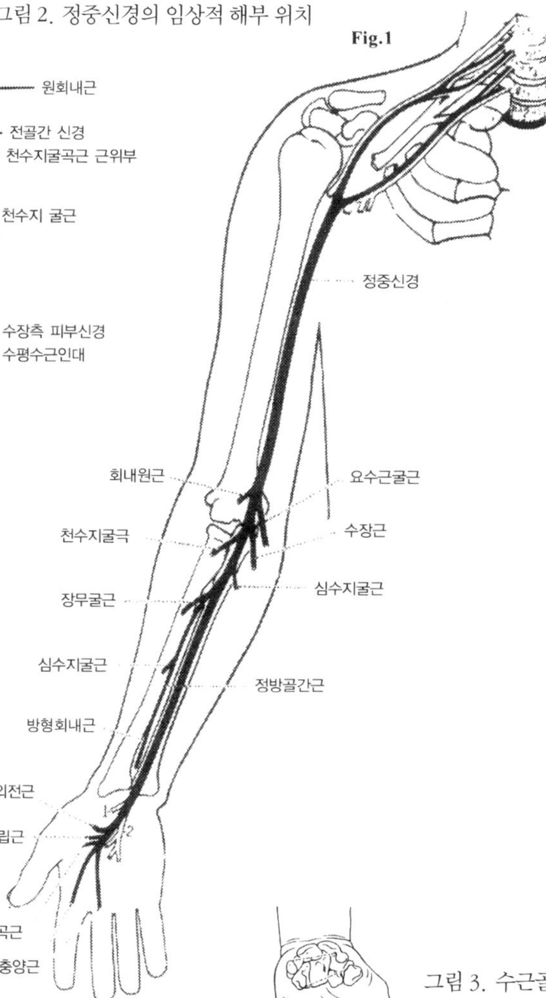

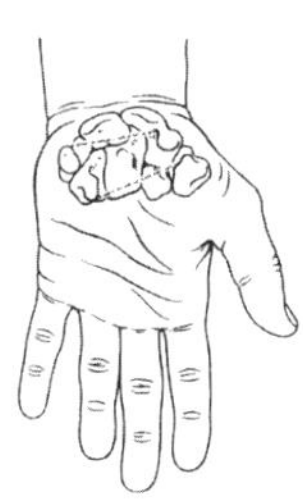

그림 3. 수근골에 둘러 싸인 수근관 수평수근 인대가 지붕을 이루고, 장무지 굴근, 심수지 굴근, 천수지로근과 정중신경이 통과함.

2. 척골 신경

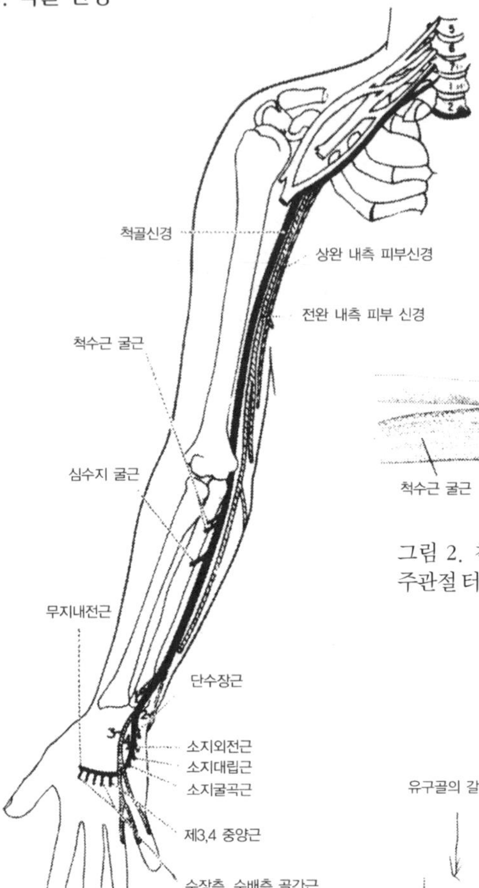

그림 1. 척골 신경

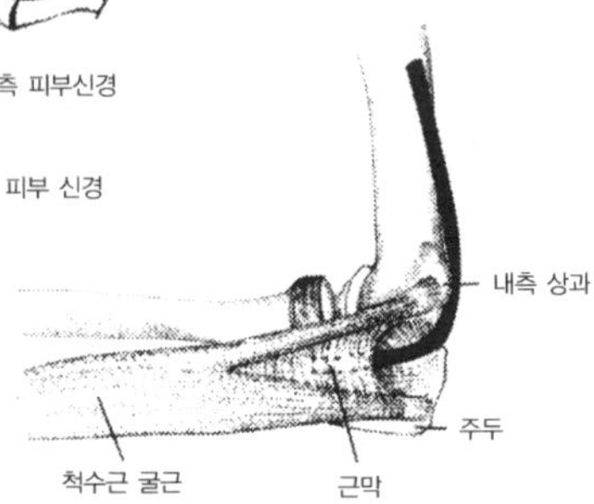

그림 2. 척골신경의 주행, 내측 상과뒤에서 주관절 터널을 지남

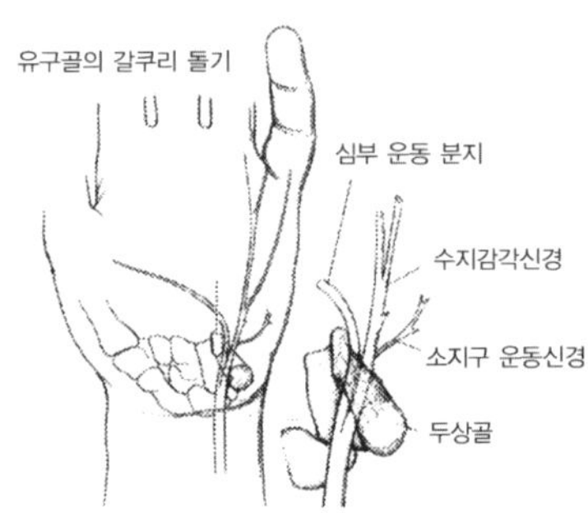

그림 3. Guyon의 터널

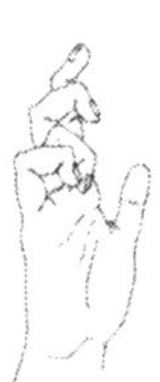

그림 4. 척골신경마비시의 베네딕트 징후
정중신경마비 시 주먹을 쥘 때, 비슷한 양상을 보일 수 있다.

갈퀴손(Claw hand)

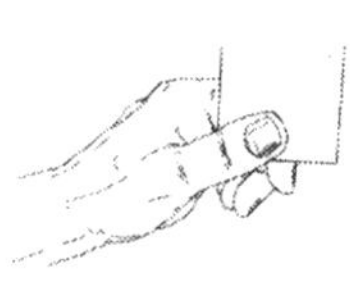

그림 5. 무지내전근 약화 시 장무지 호곡근과 무지반전근을 사용하여 종이를 잡는다.
Froment 징후

3. 액와신경과 요골신경

그림 1. 액와 신경

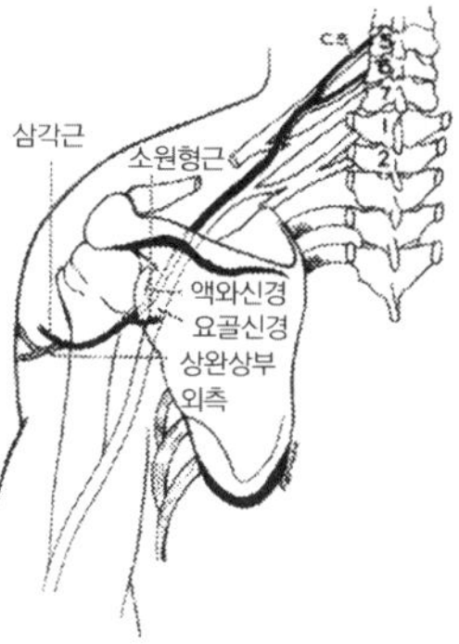

그림 2. 요골 신경

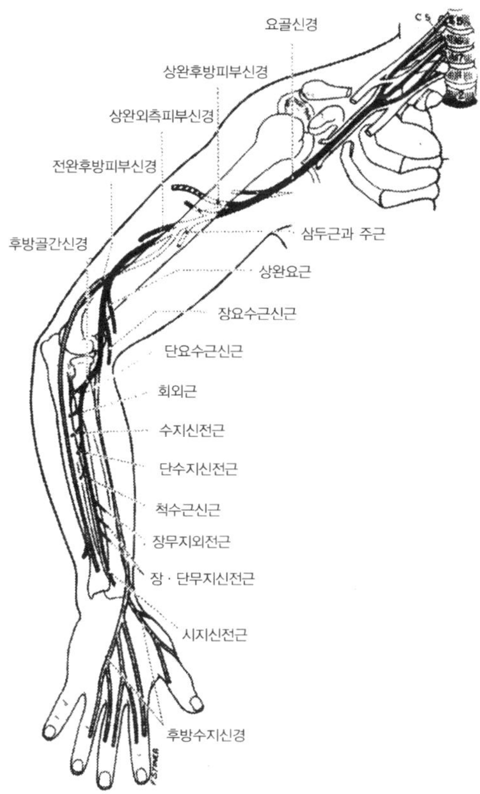

Note: 나선형 골절은 요골 신경의 분지가 그 근위부에서 발생하므로 삼두근과 주근은 정상이다.

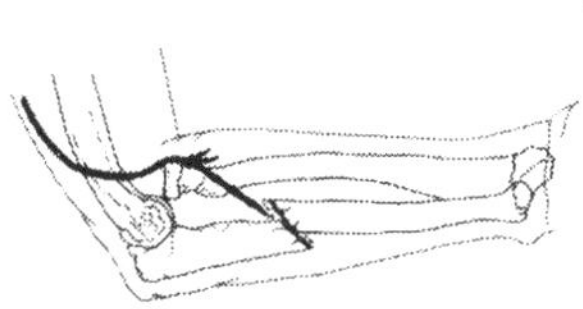

그림 3. 몬테지아 골절은 후방 골간신경의 손상을 유발할 수 있다.

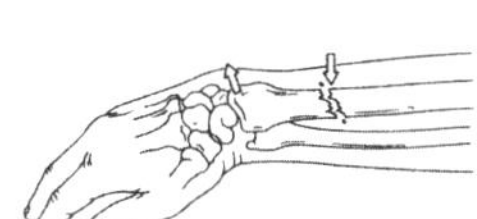

그림 4. 갈레아찌 골절 또한 후방 골간 신경의 손상을 유발할 수 있다.

4. 하지신경

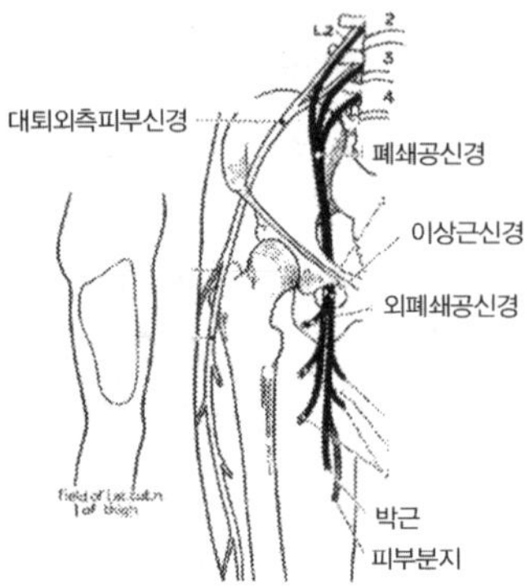

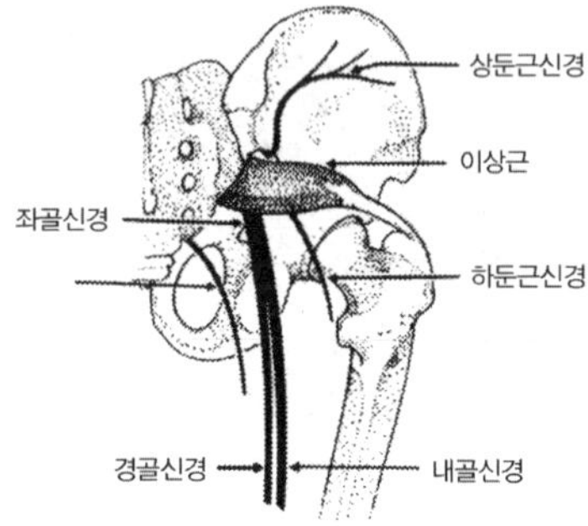

그림 2. 좌골흔의 이상근과 신경

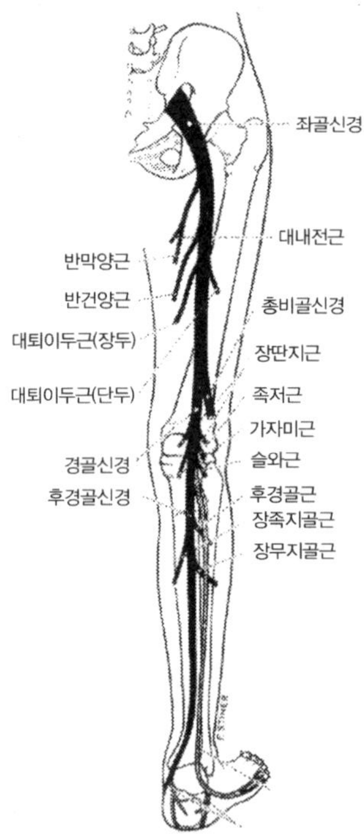

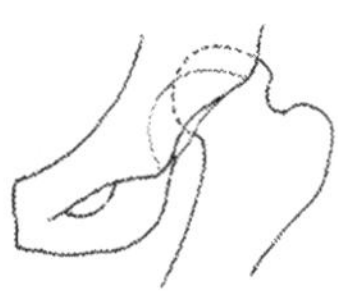

그림 3. 경골신경보다 좌골신경에 엉덩이 뒷부분의 탈구가 더 영향을 준다.

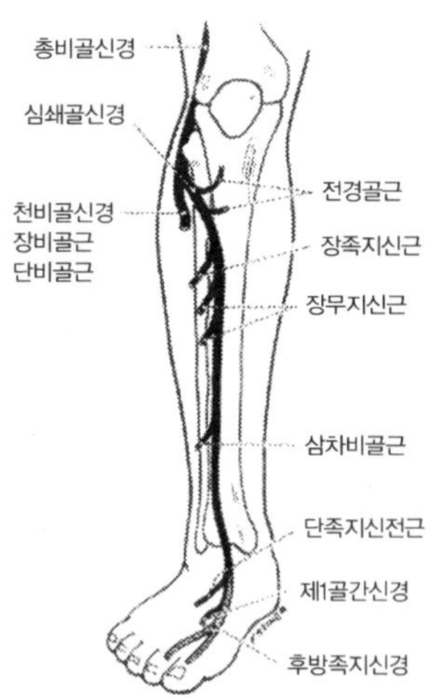

그림 1. 하지신경. Courtesy of **Dawson DM**, ed: Entrapment Neuropathies, 3rd ed. Lippincott-Raven, 1999.

D. 말초신경의 분류

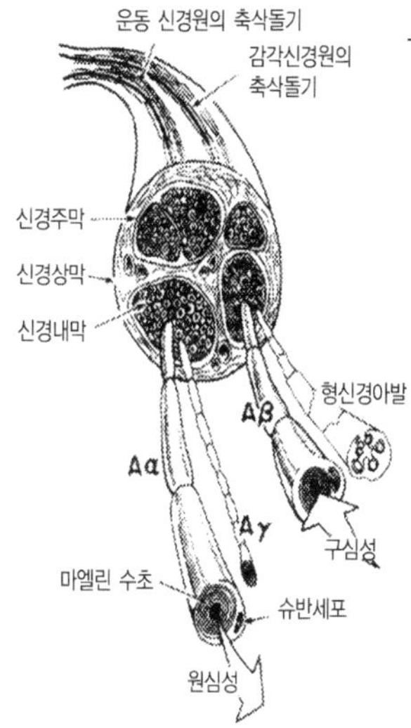

신경섬유	직경 (nm)	속도 (m/s)	기능 = 운동 (S = sensory)
A-α/Ia	10-20	50-120	M: α- 운동섬유 S: 근육 방추 구심성
A-α/Ib	10-20	50-120	S: 촉각 압력
A-β/II	4-12	25-70	M: 운동섬유 방추내외근섬유 S: 2차 근육 방추구심성 촉각, 압력, 진동감
A-γ	2-8	10-50	M: 운동섬유 방추내근섬유
A-δ/III	1-5	3-30	S: 촉각, 통각, 온도
B	1-3	3-15	M: 작은 비수초성 신경절 이전 자율신경
C/IV	<1	<2	M: 모두 신경절 이후 자율신경 통각, 온도

부록 : 근력저하진단

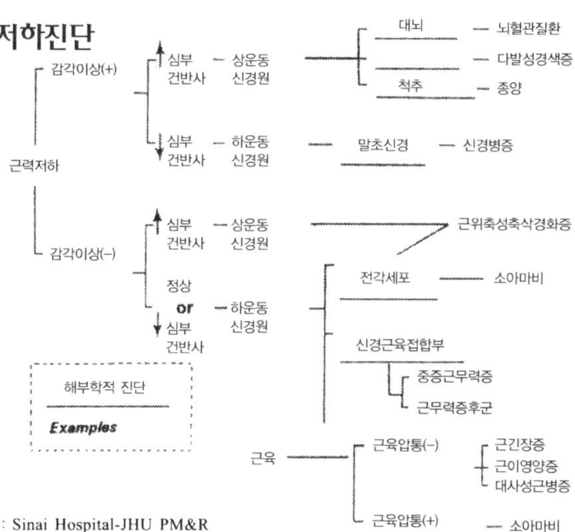

출처 : Sinai Hospital-JHU PM&R resident lecture notes.

XV. 전기생리학적 진단

A. 신경전달 검사

1. 선택적 전기 생리검사의 정상치

신경전달검사	자극	기록	거리	세기	노출	관련문헌
감각신경				*pk-pk*	*pk*	
정중신경	손바닥	시지	7	______	2.2	Felsemthal
정중신경	손목	시지	14	10μV	3.7	Melvin/Felsenthal
정중신경	손목	중지	14	9μV	3.7	Melvin
척골신경	손목	소지	14	10μV	3.7	Johnson
(median/ulnar latency difference should be 〈0.5ms)						Felsenthal
척골신경	전완		8	8μV	2.6	Jabre
요골신경	전완		14	13μV	3.3	Mackenzie/DeLisa
요골신경	전완		10	10μV	2.7	Cleveland Clinic
비복신경	장딴지		14	5μV	4.4	Izzo
천비골신경	외측장딴지		10	6μV	3.2	DiBenedetto
천비골신경	외측장딴지		12	8μV	3.6	Jabre
복합						
정중신경	손바닥	손목	8	40μV	2.3	Med Coll Georgia
척골신경	손바닥	손목	8	11μV	2.2	Med Coll Georgia
(median/ulnar latency difference should be 〈0.5ms)						Redmond/MCG
경골신경	발바닥외측	발목	14	11μV	3.7	DeLisa
경골신경	발바닥외측	발목	14	9μV	3.7	DeLisa
(lat plant SNAP absence after age 55 not significant)						Mayo clinic

운동신경

정중신경	손목	장단무지외전근	8	5.0㎷	4.3	Melvin
(median/ulnar latency difference should be 〈1.2ms)						Felsenthal
척골신경	손목	소지외전근	8	2.5㎷	4.2	Melvin/Checkles
(difference to FDI should be 〈2ms)						Olney
척골신경	손목	소지외전근	1	____	0.4	Campbell
경골신경	손목	무지내전근	10	3.5㎷	5.4	Oh
경골신경	손목	족부소지	12	3.0㎷	6.2	Oh
비골신경	손목	단족지전근	8	2.6㎷	6.2	Ma
		외전근				

신경전달검사 속도

상지	48-70 m/s	
하지	39-55 m/s	
(≥10m/s drop in CV across 2 points is significant)		Payan/Eisen

2. 신경 전달 검사에서 나이와 온도의 영향

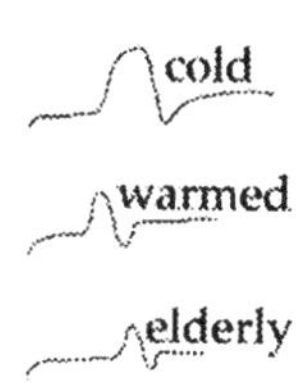

차가워지면 나트륨 채널을 열어주게 된다. 온도가 낮아질수록 SNAP와 CMAP의 강도와 잠복기가 길어진다. 29~38°c 사이의 체온 변화에서 1도당 2.4m/s의 속도 변화가 있다. 신경전달 검사시에는 차가운 사지를 덥히는 것이 좋다.

노인에서는 SNAP와 CMAP의 강도가 감소하고 잠복기가 증가한다. 운동신경 전달검사는 신생아는 어른의 50% 수치를 보인다. 50세 이상에서는 10년당 1~2m/s 정도로 감소한다.

3. 신경전달 검사에서 필터 효과

저주파 필터의 순차적 상승은 SNAP의 잠복기와 강도를 낮춘다.

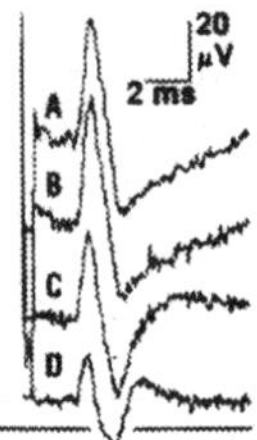

Trace	Low frequency	Latency Onset	Latency Peak	Duration negative spike	Amplitude
	Hz	*ms*		*ms*	*µV*
A	1	2.6	3.3	1.4	65
B	10	2.6	3.3	1.4	65
C	100	2.6	3.1	1.0	54
D	300	2.6	3.0	0.8	30

고주파 필터를 줄이면 SNAP의 강도를 약간 줄이고, 최대 잠복기와 시작을 증가시킨다.

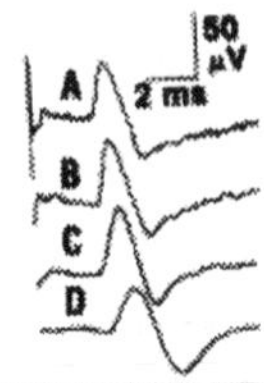

Trace	High frequency filter	Latency Onset	Latency Peak	Amplitude
	Hz	*ms*		*µV*
A	10,000	2.7	3.3	76
B	2,000	2.8	3.4	76
C	1,000	2.8	3.8	75
D	500	3.0	4.2	64

저주파 필터를 순차적으로 올리면 CMAP의 최대 잠복기와 강도가 줄어든다.

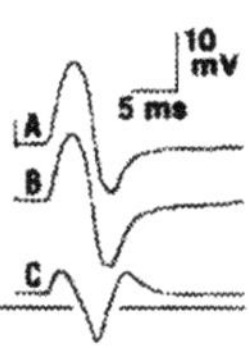

Trace	Low frequency filter	Latency Onset	Latency Peak	Amplitude
	Hz	*ms*		*mV*
A	1	3.5	6.7	21
B	10	3.5	6.3	21
C	100	3.5	5.0	11

고주파 필터를 줄이면 CMAP의 시작과 최대 잠복기가 증가하나 강도에는 영향을 미치지 않는다.

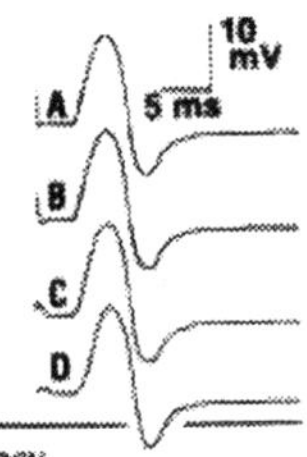

Trace	High frequency filter	Latency Onset	Latency Peak	Amplitude
	Hz	*ms*		*mV*
A	10,000	3.3	6.9	21
B	2,000	3.5	7.1	21
C	1,000	3.8	7.3	21
D	500	4.2	7.5	21

4. 후기반응

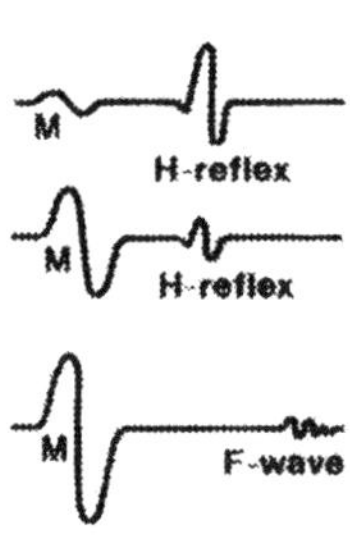

H반사는 단시냅스성 반사궁의 구심성 섬유를 최대 이하로 자극하였을 때, 발생하는 CMAP이다. 최대이상으로 자극 시에는 사라지게 된다. 이는 특히 제1 천추신경근 병증을 검사할 때 사용하며 제 6,7 경추 신경을 조사할 때도 사용할

수 있다.

평균 경골 H반사는 29.8±2.74ms이다. 예상 잠복기는 다리길이와 나이에 따라 길어지며 표준계산 도표를 사용해 구한다. H-반사의 양측 편차는 1.5ms이하여야 한다.

노인에서는 H반사가 없을 수 있다.

F파는 역방향성의 운동신경파이며 반사가 아니며 근위신경전달을 측정한다. 최대이상 자극을 주었을 때 대부분의 근육에서 기록된다. 아래의 참고치를 참조한다.

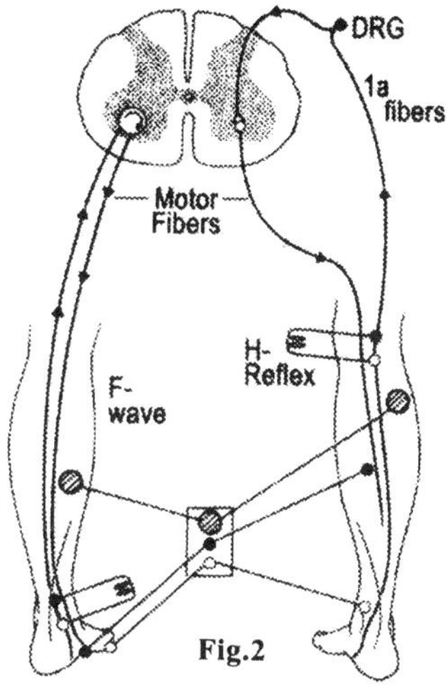

Fig.2

상지에서 양측편차는 2ms이하이고 하지에서는 4ms이하이다.

블링크 반사는 상안와신경, 안면신경과 선택적 뇌간 부위등 모식도로 표현한 신경을 검사한다.

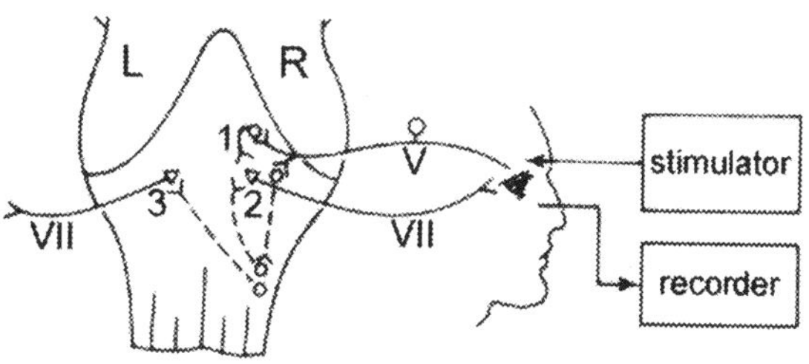

정중신경F(손목) 29.1±2.3ms
척골신경F(손목) 30.5±3.0ms
비골신경F(발목) 51.3±4.7ms
경골신경F(발목) 52.3±4.3ms

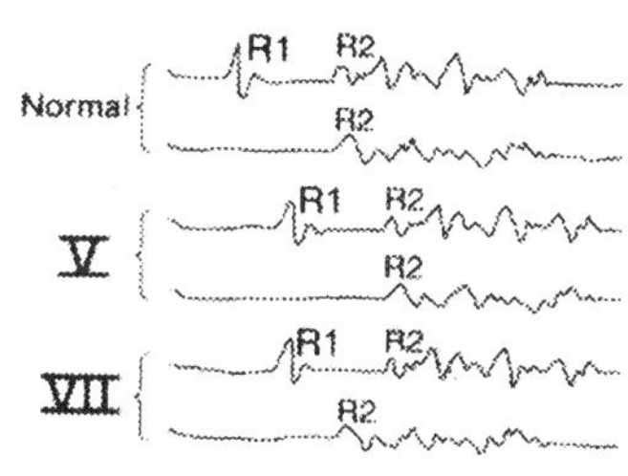

Fig.4

R1 반응은 편측 제5,7 뇌신경의 반사궁에 의해 만들어진다. 하방 전달로의 양측 안면신경 세포를 가진 시냅스는 편측과 반대측 R2 반응이다. 참고치는 아래와 같다.

제5뇌신경 손상은 R1과 양측 R2 반응을 느리게 한다. 제7뇌신경 편측 손상은 R1과 편측 R2를 느리게 하고, 반대편 R2는 정상이다. 반대측 제7뇌신경 손상은 반대편 R2만 느리게 한다.

자극	기록	R1	(편측)	(반대측)
상완와 신경	안륜근	〈13.1	〈41.0	〈43.0

A CN V lesion delays the R1 and b/1 R2 responses. An ipsilateral CN VII lesion delays the R1 and ipsilateral R2, while the contralateral R2 is normal. A contralateral CN VII lesion (not pictured) delays the contralateral R2 only.

B. 근전도 검사

1. 단극침과 구심성침

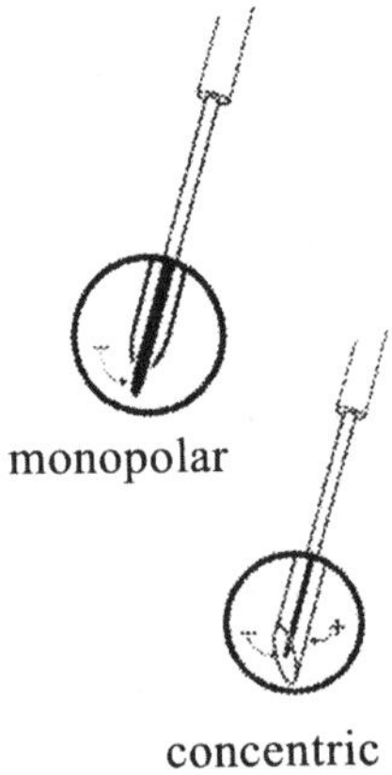

Fig.1

단극침이 큰 강도로 CMAP를 유발하나 지속성은 구심성침과 비슷하다.

단극침에서 테플론을 제거하면, CMAP 강도를 줄일 수 있다.

구심성침은 다상 전위파가 적고 전기적 잡음이 적으나 자발성 활동을 기록하는 민감도가 떨어진다. 구심성침이 더 비싸고 환자가 불편하나, 최근에는 얇은 바늘이 개발되고 있다. 단극성침과 달리 떨어진 부위에 전극을 달아야 할 필요가 없다.

2. 운동단위활동 전위의 변수들

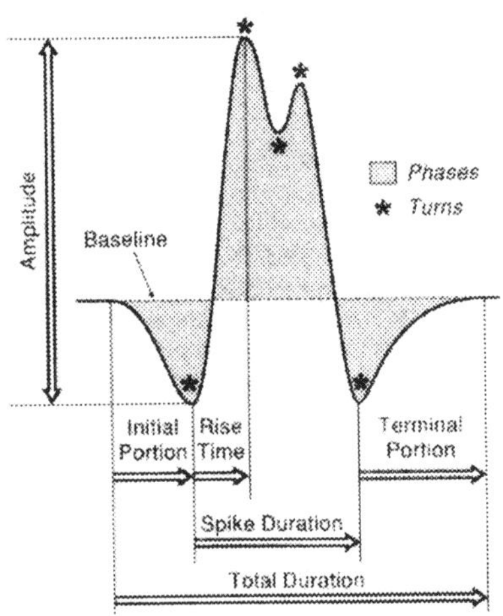

자발적으로 수축하는 근육의 운동단위활동전위 (MUAP)는 특정 근단위에 속하는 모든 개개 근섬유의 전기활동의 총합이 된다.

강도와 지속성의 정상변수는 사용되는 침, 근육의 종류, 환자의 나이에 따라 다르다.

동심성침을 사용하는 경우, 보통 정상 사지근육의 강도는 160~460㎷이고 지속성은 6~15ms 정도이다. 고령자의 활동전위는 젊은 사람보다 약간 크다.
나이와 온도저하 시 다상파가 나타나고, 이때 5상이하를 다상파라고 정의한다.

3. 삽입전위

근육에 바늘을 삽입할 때 빠른 동작에 의한 짧고 거친 전기적 발사는 정상적인 삽입전위이다. 지속시간은 300ms이하이다. 이 원인은 근육의 섬유성조직이나 순간적인 마비에 의한 것으로 생각된다. 이 현상의 병적 의미는 명확하지 않다. 이는 신경절단, 근병증 또는 정상적인 변위로 생각된다.

4. 자발전위

신경말단전위

a. 단극침을 이완된 근육에 삽입한 상태

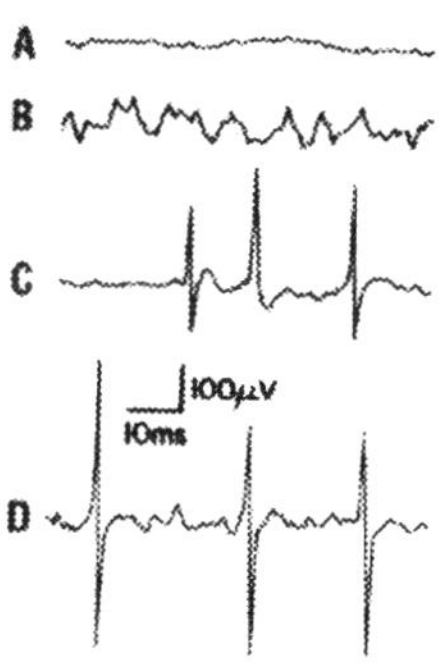

b. 축소말단전위-축소말단 전위는 0.5~2ms의 지속성을 가진 10~50㎷ 강도의 150Hz 주파수에서 불규칙적으로 발생하는 음성단극파를 말한다. 이는 아세트콜린의 단양자의 자발적 방출로 국소역치하의 후시냅스성 반응이며 바다조개를 귀에 댄 것 같은 소리가 난다.

c. 종말판극파는 초기의 음극의 2파형을 가진 1~100Hz 주파수로 3~4ms의 지속성으로 1mV 이하의 강도로 발생한다. 전극에 의해 역치이하의 자극을 근육에 주었을 때, 나타나는 탈극화 반응이다. 베이컨이 불에 지져질 때, 나는 소리가 난다.

d. 축소말단 전위와 종말판극파

세동 및 양성극파

근육의 자발적 운동과 연관되어 나타난다. 신경이 제거된 근육의 휴식기 세포막

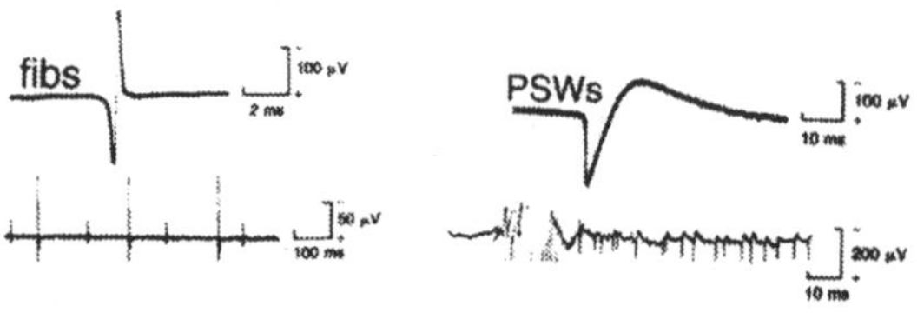

전위와 연관되어 있다. 세동은 5ms 이하의 짧은 지속성과 1mV이하의 낮은 강도의 이극파로 규칙적으로 발생하며 양철 지붕에 빗물 떨어지는 소리가 난다.

자발적으로 신호를 보내는 근섬유를 나타내며 양성극파는 더 긴 지속시간을 갖으나 강도가 낮다. 양성극파는 저음의 터지는 듯한 소리로 들리며 세동과 비슷한 외상적 중요성을 가진다.

섬유속자발전위

섬유속자발전위는 무작위적 비자발성 탈극화 근섬유의 합산된 전압이다. 신경원병이나 만성신경근병증, 말초신경병증, 갑상선중독증과 관련이 있다. 정상인에서도 스트레스나 피로, 카페인 과다 섭취 시에도 관찰된다.

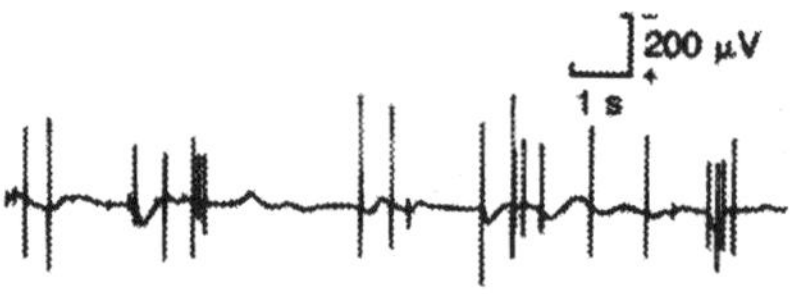

복잡반복 방전

복잡반복 방전은 한 근섬유에서 주위 근섬유로의 돌발적인 전기전달에 의해 발생한다. 자발적으로 발생하거나 침 삽입 시에 발생한다. 0.3~50Hz 주파수로 반복되는 극파양상으로 나타나고 오토바이나 중장비 같은 소리로 들린다.

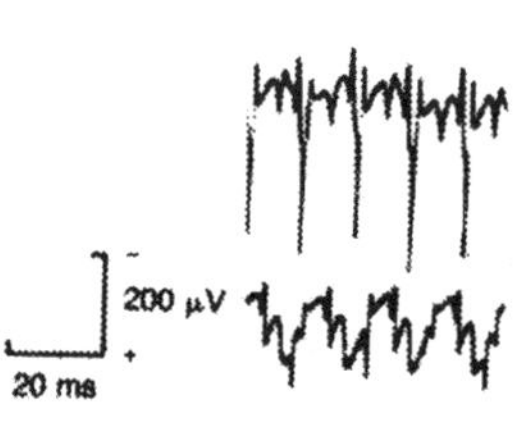

근긴장성 방출

근긴장성 방출은 세포막 불안정과 관련이 있고 근병증, 근긴장증

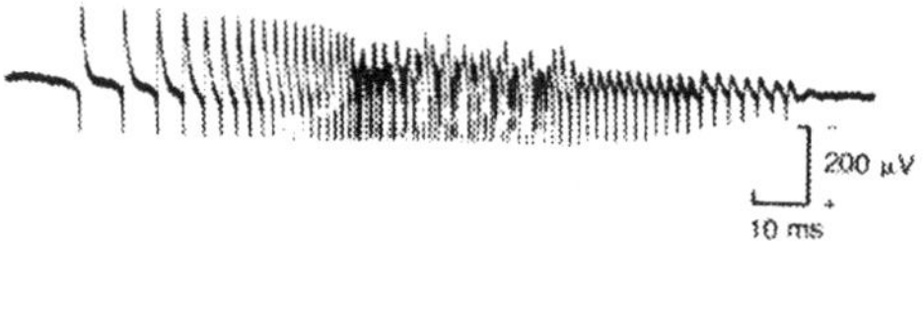

같은 임상 양상에서 관찰된다. 커졌다가 작아지는 강도와 주파수를 보이고 급강하기 같은 소리가 난다.

신경근 긴장증

신경근 긴장증은 근육이 흔들리거나 딱딱해지는 것 같은 이상증후근에서 지속적인 근섬유 활동에 의해 나타난다.

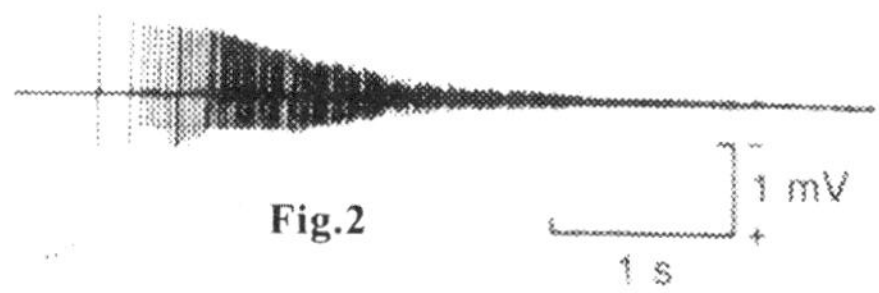

Fig.2

섬유성 근간대경련전위

섬유성 근간대경련전위는 근단위 활동전위가 전각세포나 다른 말초신경으로부터 돌발적으로 발생하여 유발된다. 0.1~10Hz의 비정상적 운동단위의 비규칙적 폭발에 의하며 자발적 활동에 영향을 받지 않는다. 저속 모터보트와 행군하는 군대와 같은 소리가 난다.

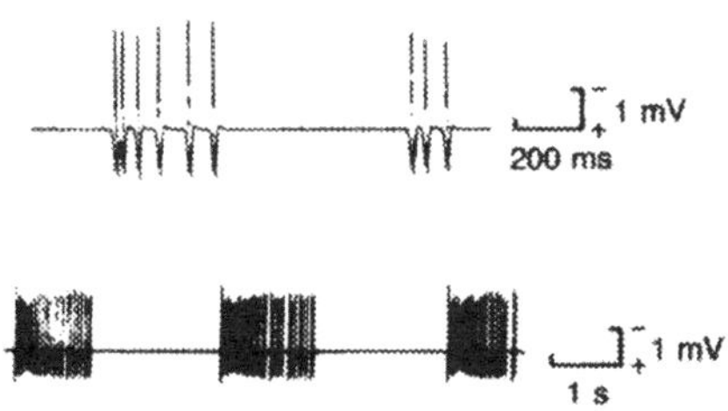

방사선 신경총병증, 다발성경화증, 뇌간 종양, 척수공동증, 신경근병증, 요독증, 갑상선중독증에서 관찰된다.

5. 운동단위분석

점증비율은 가장 빠르게 방전하는 운동단위 활동전위를 스크린에 보이는 운동단위 활동전위의 숫자로 나눈 비를 말한다. 정상적으로 이 비율은 5~10이다.

첫 번째 운동단위활동전위가 방전비를 증가해 10Hz에 다다르면, 두 번째 운동단위 활동전위가 점증되어 방전하기 시작한다. 점증비율이 5이하인 경우, 힘을 만들어내기 위해 점증하고 있는 상태이다. 초기점증이라고 하며 근병증과 일치한다. 점증비율이 10이상인 경우, 힘을 내기 위해 충분하지 못한 운동단위활동전위가 점증하고 있는 것이며 이를 만기점증이라고 하며 하운동신경병증이나 신경병증의 과정이다. 운동단위는 신경절단으로 소실된다.

간섭패턴은 자발적 수축으로 인한 전기활동을 기록한다. 보통의 자발적 수축에 의한 간섭패턴이 오른쪽에 그려져 있다. 작은 수축에 의한 완전한 간섭패턴은 근병증적 패턴으로 기술된다.

하운동원병증과 관련된 양상은 담장과 같은 형태를 보이고 있다.

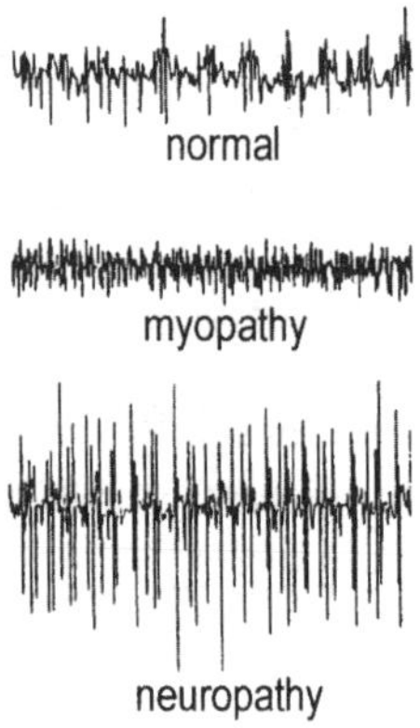

Fig.4

C. 전기생리 진단의 기본원리 및 지침

다양한 프로토콜(Protocol)이 존재하나 아래의 기준은 미국전기진단학회의 지침을 간략하게 정의한 것이다.

1. 전기생리 진단의 한계

몇 가지 한계점은 1) 신경전달 속도는 큰 수초성 신경을 검사하고 작은 신경은 평가하지 못한다. 2) 운동근육에 대해서 가장 근위와 가장 말단의 근육은 평가하지 못한다. 3) 감각신경 전달속도는 오직 신경절전 신경보다 신경절후 신경만 평가한다. 이는 또한 통증의 정도와 관계가 없다. 4) 침 근전도는 큰 운동신경보다 작은 운동신경을 평가하고 병의 원인보다 병태생리를 알 수 있다.

2. 근병증

a. 동시에 말초신경의 운동신경과 감각신경을 검사해 병이 있는지 판단한다. CMAP는 줄어 들어도 근병증에서 신경의 변화는 거의 없다.

b. 두사지와 사지의 근위부, 원위부에서 근전도를 시행한다. 조기 운동신경 단위

활동전위를 관찰하고 다상파 증가, 강도가 작고 지속성이 짧은 활동전위가 관찰된다. 흉추척추 주위근육의 민감도가 증가한다.

c. 신경근육 연결부위의 질환을 평가하기 위해 신경자극을 반복한다.

3. 신경 근육 접합부위 병변

a. 감각신경 전달속도를 측정하며 결과는 정상이어야 한다. 척골운동신경이 소지외전근으로 가는 신경을 검사한다. 기본 CMAP강도는 정상이거나 감소하므로 후시냅스성 병변이거나 매우 낮으면 전시냅스성 병변이다.

b. 근육신경 자극검사를 반복한다. 신경접합부위 병변은 후경련 촉진, 후경련성 피로 등이다. 중증 근무력증의 진단은 신경반복 자극검사에서 빠른 상승을 보인다. 처음 검사에서 큰 차이가 없는 경우, 좀더 근위신경에서 시행한다.

c. 반복자극검사에서 10%이상 감소가 보이지 않는 경우, 수지신전근의 단섬유근전도 검사를 시행한다. 신경근육접합부 병변은 떨림이나 단절이 증가한다.

d. 적어도 한 개의 원위부 한 개의 근위부 근육을 포함해 근전도를 실시한다. 탈신경 전위는 매우 오래되고 심한 경우가 아니면 거의 볼 수 없다. 빠른 발사, 낮은 강도, 짧은 지속성의 운동신경단위 활동전위는 이 질환에 특이하지 않으나 많이 볼 수 있다.

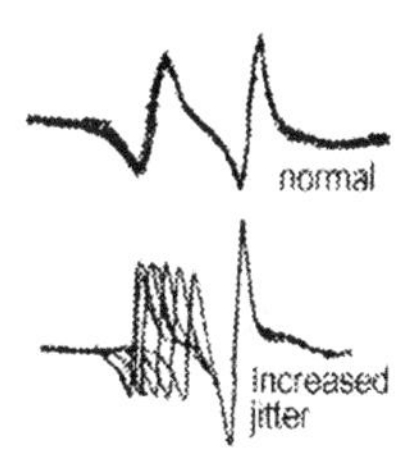

4. 신경손상의 분류 및 전기 생리학

세든 분류	서더랜드	병리/예후
신경차단	1형	국소수초 이상과 신경전달 방해, 신경초는 정상. 왈러리안 변성(-). 수주에서 수개월 내에 회복
축삭절단	2형	왈러리안 변성(+), 신경초 연속성의 파괴. 신경의 내외막과 주막은 정상. 신경내막이 정상이므로 예후는 비교적 좋다.

	3형	신경초와 내막의 연속성 상실됨. 주막과 외막은 정상이다. 예후는 좋지 않고 수술적 치료가 필요함.
	4형	신경 내막과 주막의 연속성이 상실되고, 외막은 정상이다. 예후는 좋지 않고 수술적 치료가 필요함
신경단열	5형	모든 신경이 잘려진 상태로 예후는 손상기전과 국소인자에 달려있다. 수술적 치료가 요구된다.

신경전도차단 - 차단은 병변을 건너 활동전위가 전달되는 것이 실패하는 것으로 그 이후에서는 정상이다. 큰 수초성 신경섬유가 더 영향을 받는다.

병변을 가로질러 신호를 기록할 경우, CMAP의 강도가 사라진다. 상지에서는 30%, 하지에서는 40%가 감소하게 된다.

이 병변을 진단하기 위한 전달속도는 믿을만한 지표가 아니다.

탈수초화 - 탈수초화가 되면 신경전달 속도가 떨어지고, 전달차단이 일어날 수 있다. CMAP는 80%이상이고, 신경전달 속도는 70% 이하이다.

신경초 손실 - CMAP강도 소실이 손상 후 6~7일 이상 지속되면, 신경초 소실을 의미한다. 주변과의 비교가 정상치와의 비교보다 믿을만하다. 정상적으로 주변과 10~20% 차이가 난다. 7일이내 신경차단과 신경초 소실을 구분하는 것은 불가능하다.

5. 선택적 단신경손상

벨마비(Bell's palsy) - 좌우 안면신경의 신경전도 속도를 비교한다. 초기 2주내 CMAP의 강도가 예후의 가장 믿을만한 척도이다. CMAP가 90%이상 손실 시 예후가 좋지 않다. 90%이상 소실이 빨라도 더욱 예후가 좋지 않으며 블링크 반사는 유용하지 않다.

주관절 부위 척골 신경 손상 - 소지외전근의 CMAP를 검사하고, 손목 주관절 위 아래에서 신경을 자극한다. 90°굴곡 시에 평가하고, 주관절 사이 거리는 10cm 정도로 한다.

주관절 척골신경 손상은 전완부보다 주관절 신경전도 속도가 10ms이상 늦어지고, 주관절 주위 CMAP강도가 20%이상 감소하며, 주관절 위아래 CMAP 파형이 달라진다. 명확하지 않는 경우 시지굴곡근의 신경전도 속도 검사를 고려한다.

손목주위 정중신경손상/수근관증후근

a. 손목을 가로질러 정중신경의 감각신경전달 속도를 측정하고 잠복기가 정상이 아닌 경우, 같은쪽의 다른 감각신경속도와 비교한다. 14cm의 정중신경 잠복기가 척골신경보다 0.5m 크다면, 수근관증후군이다. 양쪽이 다 정상이 아닌 경우 근위부 병변이 의심된다.

초기의 전달 거리가 8cm 이상인 경우, 짧은 거리(7~8cm)의 신경전달 속도를 측정하거나 동측 요골, 척골신경과 비교한다. 둘이 비슷하다면 정중신경 인칭검사를 시행한다.

b. 정중신경의 운동신경 전달속도는 같은 쪽 다른 신경과 비교해야 한다. 침근전도 검사는 선택적이다.

초기 수근관증후군에서는 근전도 검사는 민감도가 떨어지나 심한 병변이나 경추신경근 질환을 찾아낼 수 있다.

6. 비정상적 신경분포

Martin-Gruber **신경문합**(MGA) - MGA는 정중신경과 요골신경사이의 전완부 신경 연결로 7.7~34%에서 보일 수 있고, 이중 68%에서 양측성이다. 91%의 경우 전방골간 신경에서 척골신경으로 교통지를 내게 된다. 임상적으로 척측 신경병변이 근위부에 있는 경우, 원위 근육의 기능이 정상일 수 있다. 이런 신경변위의 근위부에서 정중신경 자극 시에 단무지외전근 신호에서 CMAP가 더 커지게 된다. 이런 문합과 정중신경 손상이 함께 있다면, 원위부 정중신경의 잠복기는 증가하고 근위부는 정상이다.

부가적 심비골신경 - 부가적 심비골 신경은 천비골신경에서 시작되어 발목외과 뒤로 주행하여 단족지신전근에 접합한다. 28%가량 존재하고 57%는 양측성이다.

단족지신전근 CMAP가 근위부보다 원위부가 높은 경우이며 외과 후방의 자극으로 단족지신전근이 반응하면 확진할 수 있다. 경골신경의 족부내재근육신경 분포와 감별해야 한다. 부가심비골 신경을 찾아내지 못한다면, 심비골신경의 완전절단 시에 단족지신전근의 기능 있어 완전절단을 진단하지 못할 수 있다.

7. 다발성 말초신경병증

a. 비복신경, 천비골신경, 정중신경, 척골감각신경의 신경전달속도와 비골, 경골, 정중, 척골, 운동신경의 신경전달속도를 측정한다. 탈수초화 병변이 의심되면, F 검사를 모든 운동신경에 대해 시행한다. 명확한 이상이 있는 경우, 반대편 사지에 대해서도 시행한다. 뇌신경장애가 동반된 경우, 안면운동신경, 깜박거림 반사가 포함되어야 한다.

b. 척추주위근과 1개의 상지, 1개의 하지에 대해 근전도 검사를 시행한다. 근전도 검사는 축삭단열을 검사하고 탈수초화를 나타낸다.

다발성 말초신경 병증의 분류와 전기생리적 특징

단일 탈수초화, 복합 감각운동 말초신경병증.(샤르코 마리 투쓰 증후군 I, III, IV). 신경전달속도가 정상측의 80~90% 이하로 감소하고, 전달차단은 없고, F파가 길어지고, 근전도상 탈신경전위와 점증이 감소한다.

분절 탈수초 운동 감각신경병증(다발성 운동신경장애)

신경전달속도가 감소하고 F파가 늘어나거나 없어지고, 감각신경이 일정하지 않다. 근전도는 비정상적 자발전위가 증가하고, 다상파와 운동단위 활동전위의 강도가 증가한다. AIDP에서 F 파가 길어지고, 전달차단이 일어날 수 있다. CMAP 강도가 크게 감소하고, 이는 좋지 않은 예후를 의미한다.

축삭소실, 운동감각 말초신경병증

(유전성 운동감각 신경병증 II, 급성포파리아, 납중독, 저혈당증) 신경전달검사에서 운동감각신경 강도가 감소하고, 질병말기까지 전달 속도는 정상이다. 근전도에서 탈신경화를 보인다.

축삭소실 감각신경병증(암성 감각신경병증, 쇼그렌 증후군, Fredreich 운동실조증) 신경전달 검사에서 SMAP는 감소하거나 소실된다. 근전도는 정상이다.

축삭소실 복합 감각운동 다발 신경병증(다발성 골수종, 아밀로이드증, 혈관염성 신경병증, 통풍성 신경병증, 대사성 신경병증)

신경전도 검사상 초기 감각 강도는 감소하고, 신경전달 속도는 말기까지 정상이며 근전도상 원위부 탈진 경화를 보인다.

복합축삭 손실 및 탈수초성 감각운동신경병증(당뇨병성 신경증, 요독증). 신경전달 검사에서 감각신경 강도는 감소하고, 신경전달속도는 느려지며 운동신경은 추후 비슷한 양상을 보인다.

비대칭성 운동감각 다발성 신경병증(다발성 단신경염):비대칭적이고 다발적인 임상양상을 보인다. 다발성 단일 신경염은 분절다발 동맥염 때문에 발생한다.

8. 신경총 손상

후방신경절 원위부의 신경총 손상은 7~10일내 완전한 SNAP소실과 왈러변성을 가져온다. 신경근 견열 시 감각의 신경전달속도는 정상일 수 있고, 이는 병변이 후방신경절 근위부에 있는 경우이다. CMAP강도의 소실은 신경전달 차단 또는 축삭소실을 시사한다. 신경총 손상에서 후기반응은 큰 의미가 없다. 손상부위와 손상범위를 알기 위해 근전도 검사는 필수적이다. 상완신경총 손상에는 SSEP 검사가 유용하다.

암 또는 방사선 신경총 손상 - 암성 상완신경총 손상은 주로 암이 전이되었을 때 발생한다.(폐암, 유방암 등의 임파선 전이) 주로 하부 신경총을 이환한다.

증상은 견갑부가 쑤시고, 수부 내재근의 약화, 상지 내측의 저린감, Homer 증후군 등이 있다. 방사선 손상보다 CMAP 소실이 더 크고 돌발전위는 드물다. 방사선 신경총 손상은 신경막 혈관의 섬유화와 축삭과 슈반세포의 허혈성 손상에 기인한다. 증상은 방사선 조사후 수개월에서 수년 후 나타나고 조사량에 비례한다. 암성 신경총 손상보다 통증은 적다. 신경전기생리학적 특징은 돌발전위가 있고 적지만 연축을 동반한다. 초기소견은 정중신경의 CMAP가 감소한다. 이러한 차이에도 둘

사이를 구분하기는 매우 힘들며 방사선 촬영이 필요하다.

흉곽출구 증후군(TOS) - 진정한 신경학적 출구증후군은 주로 하부신경총을 침범하고 많은 경우 경추늑골이 존재한다. 전형적 신경전도 검사는 잠복기는 정상이고, 전완내측피부신경의 SNAP강도가 감소하고, 정중신경 CMAP가 감소한다. 척골 신경변화는 없을 수 있다. 정중신경의 SNAP는 정상이고, 근전도상 후기점증, 큰 강도, 긴 파형의 운동단위 활동전위가 단무지에 나타나면 병변이 후방지 기시부의 원위부에 있음을 의미한다.

9. 신경근병증

신경근병증에서 SNAP의 강도와 잠복기는 정상이다. 흔하지는 않으나 CMAP강도가 감소할 수 있다. C6/C7또는 S1 신경근병증에서 H 반사의 잠복기 시작이 길어지는 소견이 유용한 판단의 근거가 된다. 신경근 병증에서 F파는 유용성이 떨어진다. 침 근전도는 적어도 3군데 이상의 근육절 등 여러 다른 신경 지배를 받는 곳에서 행해줘야 한다.

운동단위 활동전위의 지속이 길어지고 강도가 크고, 점증이 줄어드는 다상파형을 보인다. 세동 및 양성극파가 손상 후 5~7일에서 척추주위 근육에서 나타나고 말초에서는 3~6주 후 나타난다. 재접합 시에는 3개월 후 이러한 파가 사라진다. 세포막 불안정이 나타나고 사라질 수 있으나 신뢰도는 떨어진다.

신경근 병증을 찾아내는 근전도의 민감도는 요천추부위에서 50~80%이고, 경추부에서는 60~70%정도다. 손상 후 2~4주내에는 근전도상 신경근병증을 찾아내기 힘들다. 그러나 이 기간이 이전에 손상한 경력과의 감별에 유용할 수 있다. 경추신경근병증은 골성 병변이나 인대의 비후에 의해 유발될 가능성이 높다. 가장 잘 침범하는 곳은 C7(31~81%)이고, 다음이 C6(19~25%)이다. C8과 C5는 이보다 적다. 흉추의 신경근병증은 당뇨병환자에 발생할 수 있으나 드물다. 요천추의 신경근병증은 주로 디스크 탈출증에 기인한다. 대부분은 L5, S1 이 이환되고 L4는 드물다. L1~3은 거의 없다. 일측의 신경근병증에서 L5가 가장 흔하다.

신경근병증 검사의 예

경추	신경근	신경	요추	신경근	신경
삼각근	**C5-C6**	액와신경	내측광근	**L2-L3-L4**	대퇴신경
삼두근	C6-**C7-C8**	요골신경	전경골근	**L4-L5**-S1	심비골신경
원회내근	**C6-C7**	정중신경	후경골근	(L4)-**L5**-S1	경골신경
수지신전근	**C7-C8**	요골신경	대퇴이두근	L5-**S1**-S2	총비골신경
무지외전근	**C8-T1**	정중신경	가자미근내측두	L5-**S1-S2**	경골신경
척추주위근		후방지	척추주위근		후방지

10. 신경세포병증

근위축성 축삭경화증

임상적 증상과 징후는 상부. 하부 운동신경장애가 복합된 양상이다.

Lambert 진단기준 1) 정상감각 신경전달속도 2) 운동신경 전달 속도는 정상이나 강도는 비정상이다. 3) 세동 및 양성극파와 섬유속상연축이 3개 이상의 사지에서 발생하는 경우. 4) 근전도상에서 운동단위 활동전위의 지속과 강도가 증가하며 후기 점증이 나타나는 경우.

소아마비후 증후근 - 소아마비를 겪은 환자의 25~50%에서 약 30년 후 추가적인 장애를 겪을 수 있다.

Halstead 와 Rossi 진단 기준은 아래 중 2개 이상이 있을 때 진단한다: 피곤함 증가, 근육과 관절의 통증, 새로 발생한 근력 약화, 근위축, 기능 감소 및 추위에 민감해지는 것 등이 있다. 이런 것은 15년 이상 마비성 소아마비가 있어 왔고, 다른 내과적 질환으로 설명될 수 없는 상황이어야 한다. 확진적인 전기생리학적 소견은 없으나, 신경전도검사상 SNAP가 정상이고 운동신경 전달속도가 정상이다. 근전도 검사에서 점증이 없는 운동단위 활동전위의 강도와 지속이 증가한다.

XVI 외상성 뇌손상

A. 개요와 역학

경도의 뇌손상은 의사가 진찰하는 경우가 많지 않아 정확한 발병률을 판단하기가 쉽지 않다. 대략 미국에서 50만에서 200만 정도의 손상이 일어나는 것으로 파악되고 있다. 이중 대부분은 경도의 손상이다. 매년 52,000정도가 치명적 손상으로 분류된다. 손상은 15~24세 사이와(200~225/100/000) 두 번째로 65~75세(200~100,000)의 손상이 발생한다. 남녀비는 2:1 정도이고, 나이가 들수록 이 비는 감소한다. 이러한 뇌손상에서 살아남는 환자의 44,000명 정도가 뇌에 중등도 이상의 후유증을 남기는 것으로 되어 있다.

미국 국립보건원에 따르면, 250만명에서 650만명 가까운 사람이 뇌손상과 연관이 있다고 한다. 이것의 사회경제학적 손실은 상당하며 1985년 한해 뇌손상으로 인한 손실은 378조 달러에 달한다.

뇌손상의 반 이상이 자동차 사고로 발생한다. 추락은 어린 환자나 노인에서 두 번째 많은 원인이다. 폭력과 관련한 손상은 20%에 달하며 절반 정도가 총기와 연관되어 있다. 운동과 관련된 손상은 약 3% 정도를 차지한다. 대부분은 약한 손상으로 보고되지 않는 경우가 많다. 미국장애 및 재활위원회에 따르면, 뇌손상의 51%에서 손상 시에 약물에 노출되어 있는 경우가 있다고 보도되고 있다.

B. 일차손상의 병태생리

광범위한 축삭손상이 외상성 뇌손상의 주요한 병변이며 가속-감속 및 회전력에 의한 전형적인 결과이다.

광범위한 축삭 손상이 초기 의식소실의 원인이며 뇌량, 방사관, 대뇌, 소뇌, 백색질, 회색질 연결부위 신경섬유의 손상을 일으킨다. 이러한 손상은 CT나 MR로 판단하기 어렵다.

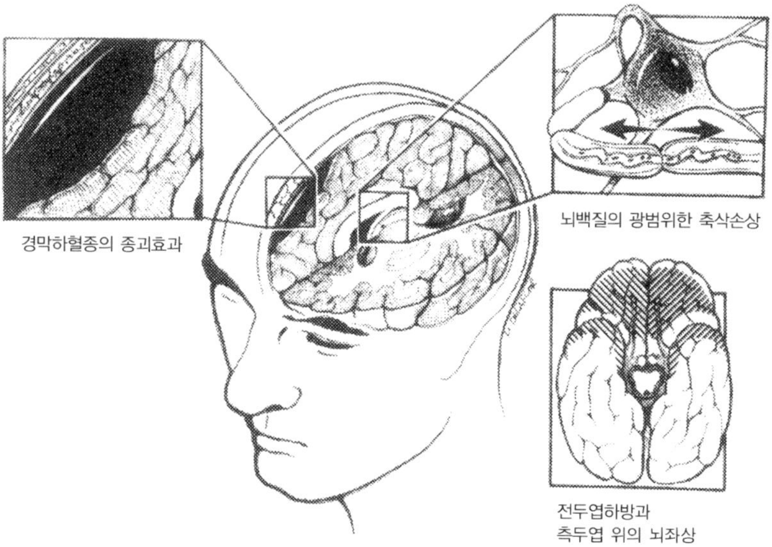

C. 외상성 뇌손상과 연관된 손상들

외상성 뇌손상으로 입원한 대부분의 환자가 동반 손상을 갖고 있다; 골절, 뇌신경 손상이 가장 흔하다. 경추, 골반, 대퇴부, 슬관절에 대한 방사선 검사가 선별 검사로 필요하다. 손상 후 7~10일쯤 골주사 검사를 시행하여 숨겨진 골절을 찾는 것이 의미가 있다. 후각 신경이 가장 흔히 손상되나 제대로 검사를 하지 않는 경우가 많다. 그 발생빈도는 명확하지 않다. 두통 및 어지러움을 많이 호소한다.

D. 외상성 뇌손상의 급성기 치료

초기에 저체온증(30°Cx24시간)을 유도하는 것이 정확한 효과는 밝혀지지 않았으나, 신경흥분 독성을 줄여 뇌손상을 줄일 수 있다.

신경보호제제(1/2 루티메이트 수용체 길항제, 항산화제제, 칼슘채널차단제 등)의 사용은 현재 연구중이다. 상당부분 효과가 인정되기도 하나, 페고르고테인(항산화제제)은 3상 임상실험에서 그 효과를 입증하지 못했다.

뇌압상승을 줄이기 위해 침대에서 머리를 거상해야 하고 과호흡을 시행한다. 바비튜레이트는 뇌대사를 줄이고 지방산화를 줄여준다. 뇌압에 대한 영향은 논란이 있다. 마니톨 등이 뇌부종을 줄이기 위해 사용한다.

E. 혼수, 식물인간 상태, 최소의식상태의 속성

임상적 특징	혼수	식물인간상태	최소의식상태
자발적으로 눈을 뜸	no	yes	yes
수면 각성 주기	no	회복	비정상적
자극에 반응	no	느림	무뎌짐
인지, 교감능력	no	no	가끔 가능
안구추적	no	가끔 눈동자를 돌리는 것은 가능	보통 정상
긍정/부정반응 몸짓 소리냄	no	no	없거나 믿을 만하지 못한 반응

F. 글래스고 혼수지수

눈뜸		운동기능		소리냄	
자발적	4	명령에 따름	6	담화 가능	5
소리에 반응	3	아픈곳을 지적함	5	혼미함	4
통증에 반응	2	구부리기 반응	4	부적절한 단어	3
눈뜨지 않음	1	비정상적 구부리기 반응	3	이상한 소리	2
		사전반응	2	소리를 내지 못함.	1
		운동기능없음	1		

G. 외상성 뇌손상의 중증도와 예후

	중증도		
지수	경도(뇌좌상)	중등도	중증
글래스고 혼수지수	13-15	9-12	≤8
의식 소실	<30 min	≤24 hrs	>24 hrs
기억상실기간	0-24 hrs	1-7 days	>7 days
영구적 신경손상	거의 없음	가끔	심각함
경도(뇌좌상)			

글래스고 혼수지수는 기능적 결과를 예측하는데 중요하다. 의식소실 시간도 중요하다. 손상 후 1달에 의식이 없다면, 1년후에는 약 50%에서만 의식 회복이 있다. 비외상성 손상(예, 무산소증)등에서는 예후가 더욱 나쁘다.

후외상성 기억상실은 중등도에서 중증의 손상에서 강력한 예후인자로 새로운 기억이 옛 기억과 제대로 조화되지 못하는 것을 의미한다. 이는 갈베스톤 지남력 기억력 검사로 평가한다. 점수는 0~100까지이며 75점 이상이 정상이다. 이 기간의 끝은 이 점수가 이틀 연속 75점 이상인 경우이다. Westmead 점수표를 사용할 수 있다.

H 란쵸 로스 아미고 인지기능 평가표

Ⅰ. 자극에 아무 반응이 없다.

Ⅱ. 자극에 전체적인 반응

Ⅲ. 자극에 국소적 반응

Ⅳ. 혼란스럽고 흥분된 반응

Ⅴ. 혼란스럽고 부적절한 반응

Ⅵ. 혼란스러우나 적절한 반응

Ⅶ. 자동적이고 적절한 반응

Ⅷ. 합목적적이고 적절한 반응

Ⅰ. 외상성 뇌손상 재활에서의 이슈들

흥분 - 의학적 원인(e.g .감염, 대사장애, 저체온증, 간질, 수두증, 혈종, 대뇌부종)을 먼저 찾아보아야 한다. 통증이 흥분으로 나타날 수 있고, 통증이 흥분을 증가시키기도 한다. 치료는 행동과학적, 환경적 방법을 취한다. 카바마제핀, 트라조돈, 아만티딘 등이 할로페리돌이나 벤조다이아제핀 보다 효과적이다.

자율신경 실조증 - 심박수, 혈압, 호흡수 증가, 발열, 긴장이상, 발한 등의 임상증상을 특징으로 한다. 치료는 베타차단제, 소염진통제, 모르핀 등이 있다. 브로노크립틴이 발열치료에 쓰일 수 있다.

내분비 - 항이뇨호르몬분비 이상증후군(SIADH)은 손상초기에 나타나고, 특징은 정상체액량, 저나트륨혈증, BUN수치감소(10mg/dl), 혈청삼투압 감소, 소변삼투압 증가(〉150mOsm/kg)이다. 치료는 수분제한(1L/day), 고염식 및 이뇨제 치료이다.(저나트륨혈증을 너무 빨리 교정하면, 중심 뇌교수초해리증이 생길 수 있다)

염분 손실이 많아 충분히 교정해 준다.(염분 알약, 정맥투여 등) 요붕증은 드물다.

소아외상성 뇌손상 - 어른보다 심한 손상후 회복의 예후가 좋다. 그러나 학습에 장애가 있으므로 전반적 기능은 좋지 않다.

각성의 약물치료 - 도파민 활성효과가 있는 약물사용 시 의식이 향상될 수 있다.(브로모크립틴, 아만타인 등) 트라조돈, 세트랄린등 세로토닌재 흡수억제제 등도 효과가 있을 수 있다. 메칠케니테이트는 노르에피네프린과 도파민 분비를 촉진한다. 자극제인 아데랄, 모다피닐도 효과 있다.

벤조다이아제핀, 할로페리돌, 페니토인은 피한다.

외상후 간질(PTE) - 외상으로 입원한 환자의 5~7%에서 발생하고, 11%는 비침습성손상, 35~50%는 침습성손상에서 발생한다. 1주내 발생한 초기 간질 시에 나중에 간질이 발생할 빈도가 높다. 예방적 페니토인 투여가 효과가 있을 수 있다. 카바마제펀과 발프로산이 치료제로 추천된다. 치료기간은 논란이 있으나, 간질이 없는 기간이 1~2년이 되면 끊을 수 있다.

외상후 두통 - 긴장성 또는 혈관성 두통이 생길 수 있고, 근막성 목통증 등 다른 형태의 두통도 발생할 수 있다. 두통이 오래 지속되면, 정밀검사가 필요하다.

외상후 고열증 - 다른 내과적 원인(감염, 경련, 이소성화골화, 약물반응, 발열 등)을 먼저 찾아야 하며 뇌가 원인인 경우는 드물다. 치료는 냉각, 단트롤렌과 다른 해열제를 사용한다.

XVII. 뇌졸중

A. 개요, 역학과 위험인자

세계보건기구 정의로는 대뇌 기능부전의 임상적 양상이 24시간 이상 지속되거나 다른 원인 없이 사망으로 이끄는 급성병변이다. 미국에서 매년 70만명 이상이 발생하고, 뇌졸중 후 1달내에 15만명 이상이 사망한다. 약 400만명 이상의 환자가 있고 후유증을 갖고 있다. 관절염 다음으로 가장 많은 환자가 있으며 심각한 장애 유발의 첫 번째 원인이다.

뇌졸중의 두가지 형태는 허혈성(83%)과 출혈성(17%)이 있고, 더 나누면 32%가 색전증, 31%가 대혈관 혈전증, 20%가 소혈관 혈전증, 10%가 대뇌출혈, 10%가 지주막하 출혈이다.

뇌경색후 30일 생존율은 73~81%이고 뇌내출혈에서는 35% 정도이다. 남자, 흑인, 고령일수록 위험률이 높다. 치료 가능한 위험인자로는 고혈압, 당뇨, 고지혈증, 고호모시스테인혈증, 혈전발생이 쉬운 상태, 심장병, 경동맥 동맥경화, 약물남용, 비만, 저활동 상태 등이 있다.

B. 뇌경색(뇌허혈)증후군

중간대뇌동맥 - 반신마비, 감각소실(다리보다 얼굴과 팔에 심함), 반대측 측면시력 상실, 우성동측주시 등이 있다.

반구 침범 시, 운동성 실어증과 표현 실어증이 생길 수 있으나 예시와 실수를 통해 학습할 수 있다. 게르스트만 증후군은 공간질감소실, 계산능력상실, 수지감각상실, 난독성이 특징이다. 비우성반구 침범 시는 공간감상실과 반대편 신체무시, 판단력 상실이 있고, 일상생활 수행능력 회복이 더디다.

전대뇌동맥 - 반대편 마비, 감각소실(다리가 상지보다 심함). 요실금, 보행실조, 판단불능, 기억상실, 강직증, 대뇌간 운동실조증이 발생한다.

후대뇌동맥 - 반대측 동측시각소실, 반대편 감각소실, 반대편 마비, 반대편 운동실조, 수직주시마비 등이 발생한다. 주요부위 병변 시 기억상실, 색조감각소실, 난독증이 발생하고, 비주요부위 병변 시 사람을 잘 알아보지 못한다.

중심성 뇌혈관질환후 통증 증후군은 시상관절분지에 병변이 있을 때 발생하고 웨버증후군은 동측 제8뇌신경과 반대측 사지 위약을 초래한다. 양측성 후방대뇌동맥병변은 Anton증후군(시각상실과 부정)또는 Balint 증후군(시각실조, 반사기능)을 유발한다.

뇌간(Brain Stem)-외측연수 증후군은 현훈, 안구진탕, 연하장애, 구음장애, 발성장애와 동측 Horner 증후군, 동측 안면마비, 동측 사지 운동실조, 반대편 통각 온도감각 소실 등이 발생한다.

리스환자(locked in syndrome)는 양측 연수 경색에 의해 피질척수로와 연수망상체 섬유가 영향을 받아 생긴다. 환자는 깨어 있고 느낄 수 있으나 움직이거나 말을 할 수 없다. 자발적인 눈깜박임과 수직주시는 가능하다. Anton 증후군은 피질의 시각 상실이 있고, 환자는 이를 부정한다.

열공경색-순수한 운동 반신마비로 상당히 흔하다. 순수한 감각신경마비 또는 발음장애와 수지운동 불편감, 반신부전마비, 반신실조 증후군등이 발생할 수 있다.

가성연수마비(Psenddoulban palsy)는 내포와 피질연수로의 열공에 의해 발생하며 구음운동장애, 비자발적 운동 등이 발생하며 감정의 기복이 심해질 수 있다.

C. 허혈성 뇌혈류장애의 약물치료와 중재치료

1. 급성시기의 치료 지침

경정맥 조직 플라즈미노겐 활성제 투여는 증상시작 후 3시간내에 투여한다. 금기증이 많기 때문에 전문가만이 사용해야 한다. 경정맥 헤파린 투여는 증상시작 후 12시간내에 투여해 볼 수 있다. 초기 항응고재 사용은 급성심색전증과 대혈관 허혈성 손상 시에 심한 심부전증 혈전색증이 의심될 때 유용하다. 피하 헤파린이나 저분자량 헤파린의 유용성은 명확하지 않다. 그러나 심부 정맥혈전증등의 예방적 투여 시 고려될 수 있다.

저용량 아스피린(160~325mg)은 혈전 용해치료와 항응고제 투여를 받지 않은 환자에서 48시간내 투여한다. 아스피린은 저용량 피하 헤파린과 함께 투여할 수 있다.

보통 초기에 혈압상승은 너무 엄격히 조절하면 안된다. 가장 좋은 정맥주사는 (abetalol과 Enalapril 등이 있다. 가장 좋은 경구제는 captopril과 Nicardipine이 있다.)

설하칼슘 억제제는 빠른 흡수와 이차 혈압 감소의 위험이 있어 피해야 한다.

2. 2차 예방 방법

생활방식및 위험요인 제거가 필요하며 Framingham 심장연구에서 추천된 방법(흡연, 혈압, 고콜레스테롤, 혈증 등의 제거)이 추천된다.

심장혈전이 원인이 아닌 경우, 다음의 장기 예방책이 추천된다.

a. 아스피린 50~325mgqd.

b. 아스피린 25mg bid+서방형 dipyridamole 200mgbid

c. 아스피린 알레르기 시에 clopidogrel 75mg qd.(APRIE 연구에 의하면 동맥경화가 있는 환자 19,815명에서 clopidogrel 이 아스피린보다 좀 더 효과가 있었다.

심장색전에 의한 뇌경색에서 목표 INR이 2.5로 경구 항응고제 투여가 추천되며 INR이 3이상 시에 뇌출혈의 위험이 높아질 수 있다.

NASCET 연구에 의하면, 뇌경동맥 협착이 70~99%인 환자에서 동맥내막 절제술을 시행한 환자가 약물투여만 한 환자에 비해 재발율이 6~10배 낮았다. 그러나 이는 술자의 기술에 상당히 의존한다. 70%이하의 협착에서는 이 시술 전후 아스피린 81~325mg qd를 사용한다. 우연히 발견된 뇌동맥협착의 중요성은 명확하지 않다.

C. 급성기 이후의 내과적 문제

뇌경색 등 이후 한 달내 사망의 가장 큰 원인은 재발과 폐혐, 심장병, 폐동맥 색전증 등이다. 급성기 이후 합병증은 폐렴, 폐흉인(40%), 요로감염(40%), 근골격계

통증(30%), 우울증(30%), 낙상(25%), 정맥혈전증(6%), 간질(4%), 욕창(3%) 등이다.

초기 한달간 요실금의 빈도는 50~70%이고, 6개월 이후는 15%이다.

치료는 주기적 배뇨, 수분섭취 제한과 요로감염의 조절이다.

견갑상완관절아탈구는 30~50%에서 보이고 통증의 원인이다. 앉을 때 팔을 받쳐주고, 어깨하강근, 내회전근의 스트레칭과 이동 시에 잡아당기지 않도록 조심해야 한다. 강직이 심한 경우, 견갑하근에 페놀이나 보톡스를 주사한다. 연하곤란은 빨리 회복되는 편이고, 1개월 이후에는 2%만이 곤란을 겪는다. 뇌간의 병변은 회복이 늦고, 위까지 삽관을 필요로 하는 경우가 많다.

D. 뇌졸중 이후의 운동기능 회복

Twitchell에 의해 처음으로 뇌혈관장애 이후 운동회복에 대해 기술되었다. 근위부 운동이 원위부보다 빨리 회복되고 하지가 상지보다 빠른 회복을 보인다. 불량한 예후인자로는 근위부 근육의 강직, 위치감각 반응이 초기 9일까지 없는 경우, 2~4주 이후에 운동이 시작된 경우, 4~6주까지 자발적 수지운동이 없는 경우, 이완기가 길었던 경우 등이다. 완전 회복이 일어난다면 보통 1~2주 이내에 회복된다. Brunstrom은 이 운동기능회복의 단계를 정리하였다.

I. 마비된 사지

II. 약한 굴곡 신전 공동운동과 약간의 강직

III. 현저한 강직과 공동운동이 수의적으로 유발됨

IV. 강직은 줄어들고 몇몇 근육의 공동운동 패턴을 벗어난 선택적 운동

V. 대부분이 협동에 의지하지 않은 자발적 운동 가능, 강직은 거의 줄어드나 빠른 운동 시 발생

VI. 거의 정상적 운동

VII. 정상

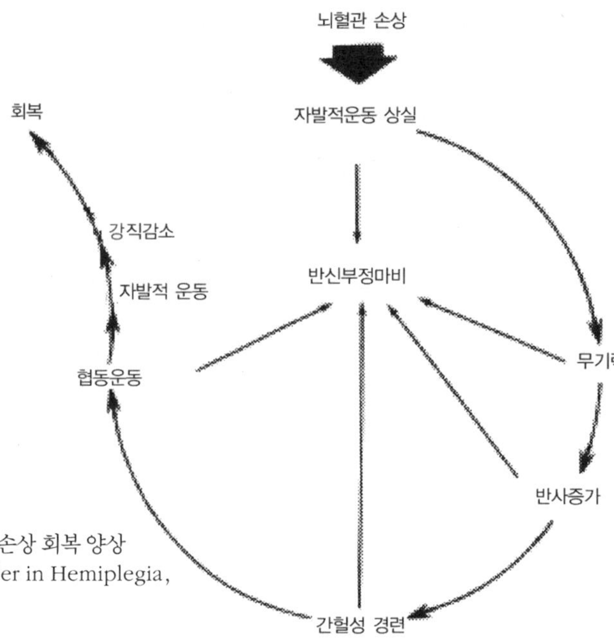

Cailliet의 뇌혈관 손상 회복 양상
출처: The shoulder in Hemiplegia, FA Davis, 1980.

E. 신경생리적 치료

신경발생적 치료방법은 소아와 어른에 걸쳐 재활치료에 많이 사용된다. 주요 개념은 다음과 같다.

1) 부적절한 근육의 긴장, 자세, 반사양상을 억제한다. 2) 연합반응을 이용해 정상운동을 재학습한다. 3) 임무수행에 필요한 적절한 자세를 만들어 준다.

고유수용성 신경근촉진법(PNF)은 Kabat에 의해 1940년 마비환자 치료를 위해 고안된 방식으로 나선형, 대각선 운동으로 위치감각 훈련을 촉진하는 방법이다. 이 방법은 관절운동 범위를 증가시키는 방법으로 6초간 등척성 운동을 한 후 힘을 빼면서 수동적 스트레칭을 해주게 된다.

강제유도운동치료(CIMT)는 마비되지 않은 사지를 움직이지 못하게 해 마비된 사지를 사용하도록 하는 방법이다. 최근 연구에서 이 치료의 효과가 입증되었다.

Brunnstrom방법은 원초적인 자세반응을 이용하며 운동기능 촉진을 위해 협동

운동을 사용한다.

Rood **방법**은 빗질이나 차게 하여 피부를 자극하는 방법을 이용해 운동기능을 촉진하고 경직을 줄인다.

주의 : 치료사는 환자 치료 계획을 세울 때, 위의 치료법의 장점을 기초로 한다.

F. 뇌졸중 후 기능적 회복

손상후 1개월에는 10%정도만 독립된 생활이 가능하나 반년후에는 50%에서 독립된 생활이 가능하다. 대부분 일상기능 회복은 첫 6개월에 이루어지나 이후에도 지속적인 회복이 가능하다.

6개월 시기에 특징적 장애로는 보행불능(15%), 이동시 도움필요(20%), 목욕시 도움 필요(50%), 의복 착용 시 도움 필요(30%)가 있다.

코펜하겐 뇌졸중 연구는 뇌졸중 재활결과에 대한 광범위한 연구이다. 이에 따르면 사망률과 재활결과가 일반치료를 받는 것과 특수신경치료를 받는 것에서 차이가 난다. 입원기간도 많이 차이가 나며 초기의 회복정도가 가장 결과에 많은 영향을 미친다. 대부분의 신경학적 회복은 첫 11주에 95% 환자에서 일어나며 대부분의 일상생활 영위능력도 12.5주내에 일어난다. 그러나 회복은 2년이상 천천히 계속된다. 경도나 중등도 손상 환자의 예후는 비교적 양호하나 주기적 재활치료가 기능향상에 도움이 된다.

XVIII. 척수손상(SCI)

A. 외상성 척수 손상의 역학

매년 미국에서 11,000명에 달하는 척수 손상 환자가 발생한다. 손상 시 평균 나이는 32세이고, 중앙값은 27세이다. 남녀비는 4:1이고 C5부위가 가장 많이 손상을 받으며, 31.1%가 불완전 사지마비이고, 20.5%가 완전 하반신 마비이다. 21.4%가 완전사지마비, 20.5%가 불완전 하반신 마비이다. 2004년 미국의 유병률은 250,000명이다.

척수손상 치료 체계의 1994~1998년 통계에 따르면, 가장 흔한 원인은 교통사고(40.7%)이고, 다음이 폭력(21.8%), 추락(21.3%), 운동(7.9%)이다. 도시에서 시행된 조사로 폭력이 좀 더 많이 기록되었을 가능성이 있다.

B. 신경로 개별손상

대부분의 하행 피질 척수로의 신경섬유는 연수부위에서 외측 피질척수로가 된다. 일부 섬유는 연수에서 교차하지 않고 전방피질 척수로를 하행하여 백색교련에 닿는다. 외측 피질척수로의 부위별 대응배열의 존재에 대해 논란이 많다.

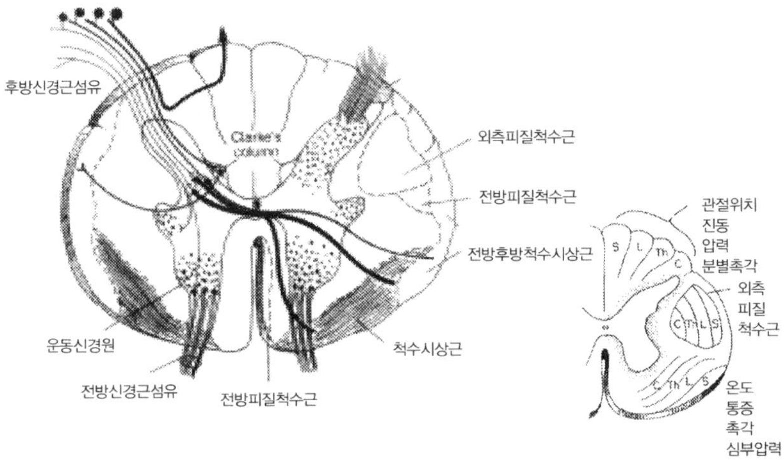

상행하는 후방백색 신경로는 시상까지 올라간다. 척수시상로는 통증, 온도감각, 촉각등을 전달하며 전방 백색교련에서 비스듬히 가로질러 상행하게 된다.

C. 척수손상의 분류

1. 28개의 피부절에 대한 감각 검사를 시행하고 항문감각도 검사한다.
2. 자발적 항문 수축을 포함해서 10개의 주요 근육의 운동 능력을 바로 누운 상태에서 검사한다.
3. 신경학적 레벨을 조사하고, 가장 하부의 운동과 감각이 정상인 곳이 바로 그 레벨이 된다.
4. 완전 손상과 불완전 손상으로 나눈다. 완전 신경 손상은 천골 제 4,5신경은 남아있는 채로 심부항문감각을 비롯한 운동과 감각신경이 모두 없는 것이다.
5. 미국 척수손상학회(ASIA)의 장애등급에 따라 A~E까지 나눈다.

ASIA 주요감각위치

C2 후두부 융기	T1 내측 주두와	L3 전방내측무릎
C3 상 늑골와	T2 겨드랑이 점부	L4 내과
C4 견봉쇄골 관절위	T4 유두내측	L5 족부후내측
C5 외측 주두와	T10 배꼽외측	S1 외과하방
C6 근위 무지후방	T12 서혜인대	S2 슬와
C7 근위 중지후방	L1 B/t T12와 L2사이	S3 치골융기
C8 근위 소지후방	L2 서혜부 내측전방	S4-5 항문 근피접합부

ASIA 주요근육

C5 주관절 굴곡근	T1 소지 외전근	L5 장무지 신전근
C6 수근관절 신전근	L2 고관절 굴곡근	S1 족근관절 전방굴곡근
C7 주관절 신전근	L3 슬관절 신전근	
C8 제3수지십수지굴곡근	L4 족근관절 후방굴곡근	

ASIA 장애 분류, 수정판(2000)

A. **완전 손상** - 천추부위 S4-5에서 감각, 운동기능이 남아 있지 않는다. 부분적으로 보존된 곳은 감각 및 운동기능이 남아있는 가장 하부를 가리킨다.

B. **불완전 손상** - S4, 5를 포함해 손상부위 아래에 감각신경은 남고, 운동기능은 소실됨.

C. **불완전 손상** - 약간의 운동기능이 남아 있으나, 근력은 3이하이다.

D. **불완전 손상** - 운동기능이 반 이상의 주요근육에 남아 있고, 근력이 3이상이다.

E. **정상** - 감각및 운동기능이 정상.

D. 척수손상의 임상증후군

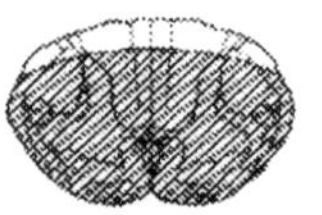

전방척수 증후군 - 뒤로 빠져나온 디스크나 척추골편, 수술시 대동맥 결찰, 전방 척수동맥손상 등에 의해 발생한다. 수술시 SSEP 검사는 이 전방 척수손상을 놓칠 수 있다. 위치감각 및 접촉 감각은 유지된다. 운동기능 회복에 대한 예후는 좋지 않다.

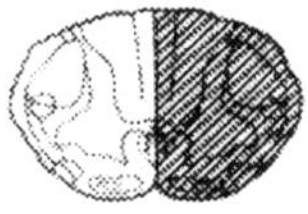

Brown-Sequard 증후군 - 칼등에 의한 자상이나 종양에 의해 발생한다. 척수의 절반이 손상되면, 동측 근력약화, 반사증가, 위치감각 소실과 반대편 통증, 온도감각이 소실된다. 불완전 척수 손상중에 가장 예후가 좋다.

마미 증후군 - 2번요추 부위에서 골절이나 손상으로 신경관이 압박되어서 발생. 이 증후군은 다발성 신경근 손상으로도 불리우며 요천추 신경근에 영향을 미친다. 예후는 신경근이 침범된 정도와 연관이 있고 대소변 반사 소실, 성기능 장애, 말안장 감각소실과 관련이 있다. 신경근 통증이 흔하고 심할 수 있다. 항문, 음경해면체, 족저 및 발목 반사가 소실된다. 신경근은 재생이 가능하기 때문에 회복이 가능하다. 가능한 초기에 수술적 고려를 한다.

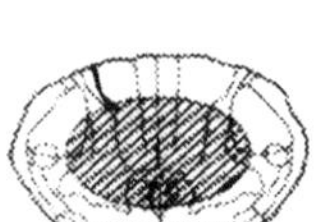

중심척수 증후군 - 주로 나이 많은 사람에서 경추 척추증이 있고 과신전 손상을 받은 경우에 발생하며 하지보다 상지를 주로 침범한다. 대소변, 성기능의 장애 정도는 다양하다. 황색 인대 등에 의해 과신전 시 전후방에서 척수가 눌려서 중심이 손상된다.

Penrod 등의 연구에 의하면, 51명의 환자에서 보행, 자기 간호, 대소변 기능면에서 50세 이하에서 예후가 좋다.

원추 증후군 - 순수한 원추 증후군은 척수에 종양에 의해 발생하며 말안장 무감각 및 S2-4손상으로 인한 음경해면체 기능상실, 족근 심부반사소실 등이 발생할 수 있다.

외상에 의한 제1요추 골절로 인한 손상은 여러 신경근에 영향을 미치고 다양한 정도의 하지 기능장애를 유발한다.

E. 초기치료의 기본원칙

스테로이드 제제는 활성화산소를 제거하고, 지방과 산화를 방지해 신경보호 작용을 한다고 생각한다. 경정맥 methylprednisolore은 미국 급성척수손상학회에서 추천되고 있으나, 최근 그 결과에 대해 논란이 있다. 급성 척수손상연구2의 보고에 따르면, 초기 8시간내에 투여한 경우 위약이나 Naloxore에 비해 6주, 6개월, 1년에 기능의 향상을 좀더 기대할 수 있다. Methylprednisolore은 초기 15분간 30mg/kg을 투여하고, 45분 쉰 후 나머지 23시간에 5.4mg/kg을 투여한다.

연구3에 의하면, 3시간내에 투여하였을 경우에는 24시간동안 투여하고, 3시간에서 8시간 사이에 시작한 경우에는 48시간동안 투여한다.

GM-1ganglioside는 실험적으로 신경보호와 신경재생 효과가 있는 것으로 생각되나, 실제 연구에서 초기 빠른 회복을 보이나 손상 26주에서 비슷한 결과가 보였다. 척추 손상 후 적절한 수술시기에 대해서는 논란이 있다. 양측 후관절 탈구나 진행하는 신경학적 이상이 있는 경우에는 빠른 수술이 원칙이다.

F. 외상성 척수손상의 예후와 회복

완전손상 - ASIA분류 A 손상의 2~3%만이 ASIA 분류 D까지 회복이 1년까지 가능하다. 완전사지마비에서 주요근육의 95%이상이 근력 1~2등급까지, 손상1년까지 근력 3등급까지 향상된다.

상지의 호전은 대부분 3개월내에 이루어지고 6개월까지 계속된다. 운동기능이 감각기능보다 예후와 연관이 많다. 손상1주 후, 완전사지마비 환자에서 73%에서 계속 마비가 지속되고, 18%에서 1등급 가량 상승하고, 9%에서 2등급이상 상승한다. 완전손상환자의 5%만이 사회활동이 가능하다.

불완전 척수손상 - 불완전 사지마비시에 보통 수단계 위로 신경회복을 보인다. 46%이상의 환자에서 상당한 신경회복과 1년후 사회활동이 가능하다. 80%에서 고관절 굴곡과 슬관절신전이 가능하다. 손상부위 이하에서 핀 찌르기 감각이 있는 경우 최종적 신경회복의 가능성이 크다.

기타문제 - 손상후 즉시 검사한 결과보다 72시간후의 신경검사가 좀 더 의미가 있다. 처음 수일간 음경해면체 반사의 소실은 하부신경 손상을 의미하며 대소변, 성기능장애를 남길 수 있다.

MRI 검사에서 출혈과 부종의 기간이 1년후 기능회복의 주요인자이다. 3등급이상의 고관절굴곡, 슬관절신전이 가능한 경우 사회생활이 가능하다.

G. 예상기능수준

C1-3 - 호흡기에 의존함, 분비물 처치 필요, 전동휠체어 필요, 욕창 방지기구가 필요함

C4 - 호흡기없이 숨쉬기 가능, 삼각근과 주관절 운동이 가능하면 전동보조기로 제한적 일상생활 가능

C5 - 분비물 처치 필요, 팔보조기와 손가락 대립 보조기를 이용해 음식 섭취가능, 소변을 보거나 세수 등을 하지 못함. 일부에서는 수동휠체어 가능함.

C6 - 건고정보조기와 대립보조기를 사용한다. 음식을 먹을 수 있고 대소변조절을 위해 도움이 필요함. 일부에서 수동휠체어를 사용할 수 있으나, 전동 휠체어가 대부분 필요하다.

C7 - 짧은 대립근 보조기를 이용해서 대부분의 일상생활을 독립적으로 수행할 수 있다. 대소변을 해결할 수 있으나, 좌약이나 삽관을 사용하기는 쉽지 않다. 다목적

승합차를 이용하지 않고도 이동할 수 있다.

C8 - 일상생활을 완전하게 독립적으로 수행하고 수동 휠체어와 자동차를 이용할 수 있다.

하반신 마비 - 병변이 낮을수록 몸통의 안정성이 증가한다. 상부와 중앙흉추에서 KAFO보조기로 서거나 보행할 수도 있으나, 목적은 이동보다는 운동을 위한 행위에 그친다. 하흉추부와 제1요추부이하 마비는 비교적 이동이 가능하다. L2~S5부위에서는 독립적 보행이 보조기 없이 가능할 수 있다.

H. 척수손상에서의 문제점들

자율신경 반사장애 - T6 상부의 척수손산환자중 48~85%에 발생한다.(휴식기 수축기 혈압은 정상이고, 20~40mmHg 이상 상승한 경우) 손상부위 아래의 강력한 감각 자극이 반사성 교감신경 혈관수축을 야기한다. 척수손상으로 인해 상부중추신경계가 교감신경을 억누르지 못한다. 경동맥이나 대동맥 압력 수용체가 부교감신경을 통한 서맥으로 혈압을 조절하고자 하나 효과적이지 못하다.

척수손상후 요로감염의 장기적 실태 - 상부요로 검사는 사구체투과율을 포함한 신장스캔이나 24시간 크레이틴 배설률을 검사해 신장의 기능을 검사한다. 신장 초음파를 1년에 1회 실시해 수신증이나 신결석을 검사한다. 하부요로의 검사는 요류역학검사를 시행하고, 보통 손상후 3~6개월후 비억제방광 수축이 시작되면 시작한다. 방광염 검사는 담배를 많이 피우거나 40세 이상 또는 요로 감염을 많이 경험한 경우, 5년후 시행하고 그렇지 않은 경우 10년 후 시행하여 종양 등의 발생여부를 검사한다.

손상후 척수 공동증 - 손상후 3~8%에서 관찰되며 시체검시후엔 20%에서 발견된다. 손상 후 2개월에서 수년 후 발생하고, 기침하거나 힘을 쓰면 통증이 생기고 바로 누우면 없어진다. 감각신경마비가 상행하고 점차 근력약화도 진행하며 발한 증가, 기립성 저혈압, Honer 증후군 등이 나타날 수 있다. 진단은 MRI로 하며 치료는 보통 대증적이다. 크게 진행하는 병변에 대해서는 수술적 치료를 고려한다.

성기능 및 임신가능성 - 여성:44~55%에서 오르가즘이 가능하다. 6개월후에는 월경주기가 돌아오고 생식기능은 유지된다. 저체중과 조산의 위험성은 증가하나 유산의 가능성은 적다. T6 이상의 병변이 있는 경우, 출산 시 척추마취가 추천된다.

남성: 완전 손상의 경우, 사정은 거의 불가능하나 반사적 발기는 가능하다. 불완전 손상의 경우, 반사적 발기와 사정도 가능할 수 있다. 일부에서는 정신적으로 발기가 가능하다. T11이하의 완전, 불완전 손상에서는 발기의 질과 지속이 좋지 않다. 손상후 불임은 많은 편이며 역행성 사정과 정자의 수와 운동성 감소가 그 원인이다. LS-S1이 정상인 환자에서 사정을 위해 전기진동 자극이 필요할 수 있다.

건이전수술 - 상완 삼두근에 삼각근이나 이두박근을 이전함으로써 C5, C6 손상환자에서 삼두근의 기능을 회복할 수 있다. 상완요근을 장무지 굴곡근에 이전함으로써 외측 쥠 기능을 회복하고, 무지의 중족수근관절과 지간 관절을 안정시킬 수 있다.

XIX. 기타

A. 방광

방광의 이완은 배뇨근 신전 수용기를 자극하고, S2~4의 천추 배뇨중추를 자극한다. 방광이 차는 동안 정상 대뇌피질은 천추배뇨중추를 억제하고, 반사적 방광수축을 억제한다. 원심성 교감신경은 체부베타수용체(이완)와 방광경부알파수용체(억제)를 자극해 소변을 모으게 된다. 100cc가 넘게 되면 소변이 차는 것을 느끼게 되고, 300~400cc에 다다르면 가득참을 느낀다. 원심성 체신경에 의해 외부요도괄약근이 수축되어 자발적으로 소변방출을 막는다. 소변을 보면, 요도괄약근 압력이 떨어지며 배뇨근을 수축하며 이런 공동작용은 연수배뇨중추에서 조절한다.

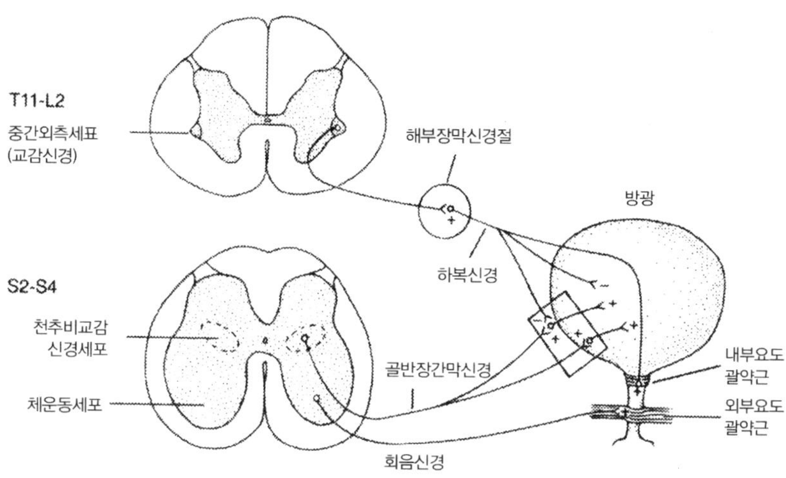

신경인성 방광 - 상연수병변(뇌졸중 등)은 배뇨근과 반사증(배뇨괄약근 부조화)을 유발한다. 증상은 빈뇨, 요실금이 있다. 치료는 시간에 맞춰 배뇨를 유도하고, 소변채집기구 이용, 항콜린제제사용이 있다.

상천추척수손상은 방광수축 시 괄약근이 이완하지 않는 것이 특징이다. 이는 소변저류를 일으키고 방광요로 역류를 유발한다. 치료는 주기적인 요관삽관과 항콜린성 약제, 알파.아드레날린제제, 삽관거치, 스텐트 삽입, 괄약근 절제술, 괄약근 보톡수 주입, 신경자극법 등이 있다. cold knife로 괄약근 절개술시행의 부작용으로는 감염, 출혈, 협착, 발기장애등이 있다.

레이저 괄약근 절개술은 부작용면에서 비교적 안전하다. 신경자극법은 반사성 방광수축이 가능한 경우 유용하다.

천추와 말초신경 병변이 있는 경우는 배뇨근 무반사증을 유발하고, 소변이 저류하고 흘러넘쳐 요실금을 유발한다. 치료는 발살바방법과 치골상부압박 또는 자극법, 콜린성 약제사용을 할 수 있고, 주기적 요도삽관이나 삽관거치를 시행한다.

B. 심부정맥 혈전증

1. 예방 화학요법의 선택

비분절헤파린 - 비분절헤파린은 안티트롬빈III과 결합해서 혈액응고인자 IIa, Xa를 방해한다.

저분자량헤파린 - 작용기전은 비분절헤파린과 유사하나 혈청단백질과 결합이 적어 좀더 오랫동안 예측가능한 작용을 한다. 헤파린유도 혈소판에는 금기이다.

Enoxaparin 30mg 피하주사, bid 또는 40mg qd가 고관절 전치환술시 사용이 FAD 공인을 받음. 30mg bid로 슬관절 전치환술시 사용. Dalteparin 5000units 피하 qd가 고관절전치환술에 FDA 사용 승인됨.

Warfarin - 혈액응고인자 X, IX, VII, II와 항응고 단백질 C.S의 비타민 K 연관생성을 억제한다. 그러나 초기에 역설적 응고효과가 나타날 수 있어 5mg qd 이상의 투여용량은 바람직하지 않다.

심각한 출혈없이 INR 5~9로 되기 위해 1~2.5mg의 비타민 K를 투여하고, INR을 모니터한다. INR이 상승하고 출혈이 된다면, 10mg 비타민K를 정맥주사하고 혈청이나 프로트롬빈 복합체 농축액을 투여한다.

기타 - Fondaparinux, 25mg 피하주사 qd는 헤파린유도체로 선택적으로 Xa 응고인자를 억제하고, 고관절 골절, 고관절, 슬관절 전치환술의 사용에 FDA 승인을 받았다. Hirudins는 직접적으로 트롬빈을 억제한다.

헤파리뇨이드는 비분절헤파린과 비슷한 작용기전을 갖고 있으나, 헤파린을 함유하고 있지는 않다. 아스피린은 혈소판의 응집을 막으나, 심부정맥혈전증에 추천되지는 않는다. 하대정맥 필터 삽입수술이 폐색전증 예방에 추천될 수 있다.

2. 심부정맥혈전증의 예방

정형외과수술 - 고관절, 슬관절 전치환술 약 7~10일간 저분자량 헤파린이나 Warfarain(INR 2~3)을 사용하는 것이 추천된다. 탄력스타킹이나 간헐적 공기압박도 효과적일 수 있다.

고관절 수술 시에도 저분자량헤파린이나 Warfarin(INR 2~3)이 추천된다. 비분절헤파린이 대체될 수 있으나, 그 결과는 명확하지 않다.

내과/신경과 환자 - 저용량 비분절헤파린 피하주사(5000unit bid)나 저분자량 헤파린이 암환자나 장기침상 안정상태에서 추천된다. 허혈성 뇌졸중에도 사용된다. 출혈성 뇌졸중 후 투여시기에 대해서는 논란이 많다.

척수손상환자 - 가능한 한 물리적 치료와 약물치료를 빨리 시작한다. 압박양말과 부츠를 약 2주간 착용한다. SAIA 분류 A,B인 환자에서 비분절헤파린을 aPTT를 높은 정상레벨에 맞춘다. 저용량헤파린을 약 8주간 사용한다. 다른 위험인자를 갖고 있는 환자(암, 이전의 혈전증, 심부전, 비만, 70세 이상 연령 등)에서는 aPTT를 높은 정상으로 유지하고, 저용량헤파린을 12주간 유지한다. ASIA 분류 C인 환자에서는 비분절헤파린을 500unit q12h로 투여하거나, 저분자량헤파린을 8주간 투여한다. ASIA 분류 C 인 환자는 비분절헤파린 500unit를 q12h 또는 저분자량헤파린을 입원기간동안 투여한다.

3. 심부정맥혈전증의 치료

금기증이 없으면, 초기치료는 헤파린정맥투여이다. Warfarin은 초기 24시간내에 투여하고, 초기 50mg을 INR이 2이상 이틀연속 기록되면 헤파린을 중단한다.

Warfarin은 약 3~6개월간 투여한다.

저분자량헤파린과 Warfarin은 합병증 없는 심부정맥혈전증에서 사용할 수 있다.

심한 근위부 심부정맥혈전증 환자에서 혈전 용해제를 사용할 수 있다. 종아리 심부혈전에 대한 치료는 논란이 있다.

C. 이소성 화골화

개요 - 이소성 화골화는 연부조직에 골이 형성되는 것으로 간엽세포가 골아세포로 변하게 된다. 신경손상이 일어난 곳의 하부에 큰 관절 주변에 발생한다. 이소성 화골이 의심되면, 방사선검사나 골주사검사를 시행한다. X-ray에서 검사가 양성이 되기 1주 전에 골주사 검사로 알 수 있다. 1기와 2기 골주사 검사는 매우 민감도가 높다. 감별진단으로는 심부정맥혈전증, 화농성 관절염, 봉와직염, 골수염, 혈종, 혈관절증, 국소복합통증 증후군 등이 있다. 발생률은 문헌에 따라 다양하며 화상에서는 주관절(후방→전방), 견관절(성인), 고관절(소아)순으로 발생한다.

이소성화골화의 위치는 화상의 부위와는 다르다. 고관절 전치환술후에는 고관절 부위에 많이 발생하며 절단 환자의 끝단에 발생할 수 있다.

치료 - 2주내에 발생한 급성 병변의 경우에는 휴식이 염증과 미세출혈을 줄여준다. 냉치료도 효과적이다. 관절범위운동은 논란이 있으나, 부드럽게 조심해서 수동적 능동적 관절운동을 한다. 적극적 관절운동은 2주후에 시작하나 부종 및 발적이 증가하면 줄여야 한다. 관절강직이 예상되는 경우는 기능적 위치에서 고정을 해준다.

내과적 치료로는 비스테로이드성 소염진통제 (예)인도메타신 25mg. 경구 tidx ≥6주). 또는 etidranate(20mg/kg. 경구. qd 2주). etidronate는 조골세포/파골세포의 활성을 줄여 더 이상의 이소성화골화를 막아주며 칼슘포스페이트 침착을 줄여준다. 그러나 이미 형성된 병변을 줄이지는 못한다. 수술적 제거는 화골이 이미 성숙되고, 관절 운동 제한이 심할 때 고려한다. (연속 X-ray에서 변화가 없거나 골주사 검사상 음성인 경우). 성숙되면 혈청 알칼리포스파타제도 정상이 된다. 수술후 48시간내에 부드럽게 관절 운동을 시작한다.

D. 염증성 탈수초성 신경병증

급성염증성 탈수초성 신경병증(AIDP 귈랑바레증후군) - 상승하는 감각, 운동신경마비로 후천적으로 발생하며 전신마비나 자율신경마비, 호흡마비로 발전할 수 있다. 10만명 당 0.4~1.7명이 발생하며 60%이상에서 감기증상이 선행한다. 50%이상에서 근육통을 호소한다. 안구주위근육과 괄약근은 정상이다. 진단은 무반사증, 모든 사지에서 진행하는 근력약화, 대칭성 병변, 척수액검사상 알부민과 세포해리, 전기생리검사로 한다. 혈장 방출술, 정맥항체 투여가 증상 발생 2주내에 효과적이고 회복기간을 줄여준다. 스트로이드는 효과가 없다. 초기재활은 스트레칭과 점진적 근력운동이며 심한 운동은 좋지 않다. 자율신경계 이상시에 회전테이블이 유용하다. 적절한 이동 보조기구와 하지보조기의 사용이 필요할 수 있다. 치사율은 3~5%이고 호흡기나 심혈관계 이상에 의한다. 대부분은 거의 정상으로 회복한다. 약 10%에서는 심한 후유증을 남기기도 하는데 하지 약화와 발 감각 감소가 온다. 5~10%에서 재발이 될 수 있고, 일부에서는 만성이 되기도 한다.

만성염증성 탈수초성 신경병증-급성신경병증과 비슷하나 1달이상 느리게 진행하고, 스테로이드에 반응이 좋다.(80mg 프레드니손 qd. 수개월간 점차 줄임)

E. 다발성 경화증

개요 및 역학 - 다발성 경화증은 광범위한 탈수초성 병변이 중추신경계에 발생하는 자가 면역질환으로 생각되는 염증성 질환이다. 미국의 경우 250,000~350,000의 유병률을 가지고, 매년 8,800이상의 새로운 환자가 발생하고 여자에서 두배 많고 코카시안 > 아시안 > 흑인 순서로 발생한다. 평균 나이는 30세이고, 북쪽으로 갈수록 발생률과 사망률이 높아 중요한 요소 중 하나가 15세 이전에 어디에서 살았는가이다.

진단 및 임상양상 - 진단기준은 2주이상 지속되고, 1개월간 병이 없는 기간이 있고 임상적, 영상의학적, 혈청학적 증거가 있어야 한다. (척수단백질 증가, 전기영동검사에서 Oligoclonalband VEP/SSEP 잠복기가 지연됨)각각의 이환기간은 24시간 이상이다. T2 MRI 영상에서 동그란 플라그, 뇌실주변 백질, 피질과 피하의 연결부위, 뇌간, 소뇌에서 관찰된다. 뇌량에서 발견되면 더욱 특이적이다. 흔한 임상양상은 감각변화, 시력상실, 운동변화, 복시를 보인다. 이외 감각이상, 근력저하, 경직, 피로, 배뇨, 성기능 장애, 인지능력 장애, 우울증, 연하곤란, 신경인성 통증이 있다. 임신중에 악화하지 않으나 출산후 심해진다. 생식력은 영향을 받지 않는다.

남자, 나이 들어 발병한 경우, MRI상 병변이 큰 경우, 초기 증상이 심하고, 소뇌, 운동기능이상이 있는 경우, 빨리 진행하는 경우는 예후가 좋지 않다.

임상분류와 치료 - 감소와 재발을 반복하고 급성 발병(1개월이하)후 수주에서 수개월간 회복한다. 인터페론베타 1a, 베타 1b등이 치료에 사용된다.

반수에서 이차 진행성 병변을 가진다. 인터페론 베타1b는 발병을 지연시켜준다.

일차적 진행형 다발성 경화증은 천천히 조금씩 진행하고, 노인에게 특징적이고 남녀가 비슷하게 영향 받는다. 밝혀진 약물치료는 없다. 진행성 재발성 병변은 급성 병변이 겹치면서 진행한다. 정맥 스테로이드제가 급성기시의 주요 치료이며 악화시기를 줄여주고 전체적인 병의 경과를 막지는 못한다. 재활치료는 방광과 대장의 경직을 줄이고, 통증을 감소시키는 것이 목적이다. 피로는 에너지 소모를 줄이는 방법을 취하고, 약물치료(Amantadine, pemoline, modafinil)을 투여한다.

운동은 과거 금기였으나, 최근 이차적 장애를 줄이기 위해 시도된다.

F. 골다공증(OP)

세계 보건기구의 골다공증의 정의는 T값이 2.5이상 젊은 여성의 평균보다 하락한 골밀도를 보이는 것으로 정의된다. 골밀도 하락의 예측인자는 여성, 백인, 가족력, 흡연, 과거 골절, 나이 증가, 에스트로겐 감소, 체중 또는 체지방량과 관계 있다. 술과 카페인의 연관성은 명확하지 않다. 골다공증의 이차적인 원인으로는 불사용, 갑상선 항진증, 스테로이드, 헤파린 등의 사용이다. 사용을 하지 않아 생기는 골다공증의 예방은 체중부하보다 근육수축이 더 중요하다.

1. 보조제 및 약물치료

골다공증기구의 지침은 모든 사람에게 매일 12mg 이상의 칼슘섭취와 400~800IU의 비타민 D의 섭취를 권한다.

약물치료는 T-값이 2이하거나 1.5이하라도 위험인자가 있는 경우, 골밀도 검사를 하지 않아도 투여한다. 에스트로겐 연구에선 특히 척추골절에 효과가 있다. 비스포스포네이트(Alendronate, risedronate)는 호르몬 치료가 효과가 없거나 금기인 환자에서 추천된다. 용량에 비례해 고관절과 척추의 골밀도가 증가한다. 척추골절 위험률은 30~50%정도 감소한다.

선택적 에스트로겐 수용체 조절제(raloxifene)는 유방이나 자궁내막에 악영향을 끼치지 않으면서 골밀도를 조절해 준다. Raloxifene은 척추골절의 위험률을 36%까지 낮춰준다. 연어 Calcitonin(100IU IM/sq, qd)는 골밀도를 올리고 척추골절 위험률을 낮춰주나 고관절의 위험률을 낮추지는 못한다. 비강 Calcitonin(200IU qd)도 비슷한 장점이 있으나, 골통증을 낮추는 데는 주사제보다는 효과적이지 못하다.

2. 운동 및 재활

골다공증기구에서 권유하는 운동은 1주 4회 이상 45~60분간 체중부하운동을 한다. 위험률과 추락의 충격을 줄이기 위해 보조기구를 사용하고 고관절 패딩을 하고 중추신경에 작용하는 약물사용을 피한다. 등쪽의 척추신전 근육의 약화는 척추골절과 연관이 있다.

급성 척추골절은 매우 아프며 침상안정, 보조기 착용, 진통제를 사용한다. 신경이상을 동반하거나 불안정 척추가 아닌 경우 수술은 미룬다.

척추체 성형술은 급성기 통증을 줄여주나, 주변 척추체 골절 위험을 높일 수 있다. 자세훈련, 등근육 운동, 흉근신전, 보행 등이 재활에 중요하다. 경성 보조기로 척추굴곡을 제한하는 것이 척추골절의 재발을 막을 수 있다.

G. 경직(강직)

경직은 신장반사의 과도흥분에 의한 과장된 건반사와 수동적 신장에 저항성이 속도에 비례해 증가되는 질병상태이다. 경직은 상위운동신경원 병변으로 양성 증상의 하나로 나타나고, 운동력 저하와 공간감 감소 등 음성 증상도 나타난다. 흔히 쓰이는 경직 평가 방법은 다음과 같다.

개정된 Ashworth 척도

0	강도의 증가는 없음
1	강도가 약간 증가하고 관절운동 말기에 약간 발생
1+	강도가 증가하고 관절운동의 반정도에서 발생
2	대부분의 관절운동 시에 발생
3	수동적 운동이 힘들다.
4	굴곡과 신전 모두에서 경직됨

경련 빈도

0	경련(-)
1	자극에 의해 경련 유도
2	드물게 자발적 경련 발생(1시간 이내)
3	자발적 경련(1시간 이상)
4	자발적 경련(10시간 이상)
* -	주관적 보고에 의함

(치료)
경직의 치료는 통증, 기능감소, 위생 불량, 미용, 자세이상 등이 있는 경우에 시행한다. 경직을 증가시키는 요소로는 압박궤양, 요로감염, 변비, 내향성 발톱 등이 있으며 이를 치료한다. 경직이 있더라도, 운동에 필요한 기능을 고려해가며 치료해야 한다.
치료의 일고리즘이 우측에 표시되었다.

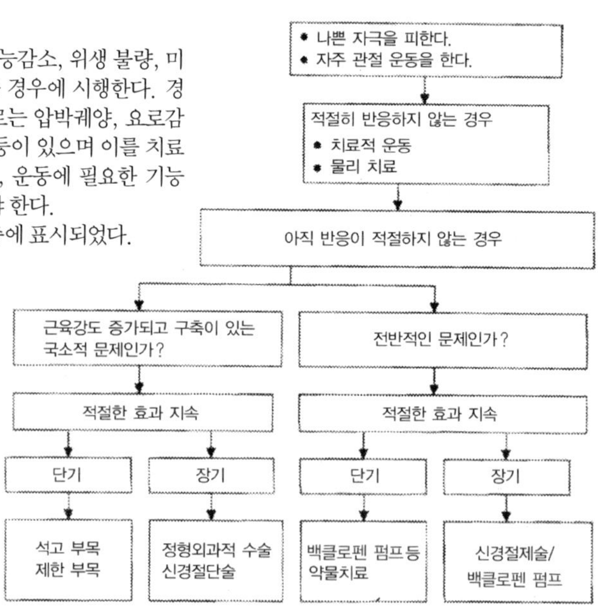

1. 물리치료

경직 치료 시 스트레칭은 가장 중요한 방법이다. 부목, 석고 고정, 보조기 등으로 근육 방추세포의 재셋팅을 도와 관절운동 각도를 보존하는데 도움을 준다. 구축은 주기적인 부목교체를 통해 줄일 수 있다. 그러나 피부궤사 등의 문제를 조심한다. 냉치료(15분이상)는 근육 스트레칭반사와 신경과 흥분성을 낮추어 효과적일 수 있다.

기능적 전기자극(15분 이상)은 자극후 수시간 동안 근육강도를 낮추고, 기능을 향상시켜주며 이는 척수부위에서 전기전도의 조절 변화에 의한 것으로 생각된다.

2. 약물치료 선택

경구약물 - 국소적 경직에 사용되고 유용성이 있으나 부작용이 크다. 백클로펜, 다이아제팜, 단트롤렌, 쿨초시딘, 티자니딘 등이 있다. 다발성 경화증 환자의 강직에서 가바팬틴의 유용성이 입증되고 있다.

보툴리늄독소주사(BTX) - 신경근육 접합부위를 비가역적으로 마비시켜 시냅스전 아세트콜린 방출을 억제한다. BTX-A는 눈꺼풀 경련, 사시, 경추근 긴장증과 미간 주름에 FAD 사용승인을 받았다.

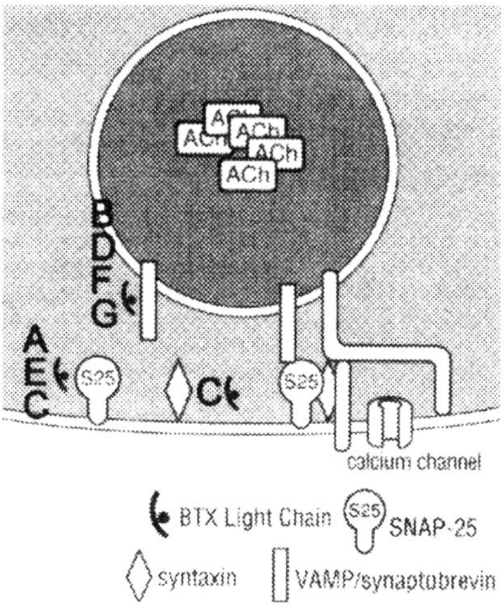

우측: 7개의 BTX 아형
BTX 중사슬이 시냅스전 말단과 BTX 수용체 복합체에 부착되어 세포내로 이동한다.

경련과 근육근막 통증 증후군에도 효과적이다. 효과는 24~72시간에 나타나고 최고 효과는 2~6주 걸린다. 임상적 효과는 3~4개월간 지속된다. 회복은 축삭발아에 의한다. 치료적 사용은 75kg에서 3,000unit이고 최고로, 10units/kg을 근육주사한다. 항체형성을 막기 위해 최소 3개월이상 간격을 둔다. 임신, 수유, 신경근육 접합부병변, 아미노글리코사이드의 동시사용, 인간 알부민 USP에 알레르기가 있는 경우에는 금기이다. -5~20°C 사이에 0.9% 생리식염수에 사용하고, 얼린 경우 4시간 이상 녹인 후 사용한다. 페놀에 비해 BTX의 장점은 쉽게 3~4cm 가량 잘 퍼지고, 주사가 기술적으로 쉽고 감각 저하가 없다.

BTX-A의 성인에서 추천용량(unit 단위).

임상양상	가능한 근육	평균초기 용량	방문당 용량	주사 부위수
견관절 내전, 내회전	흉근복합체	100	75-100	4
	광배근	100	50-150	4
	대원근	50	25-75	1
	견갑하근	50	25-75	1
주관절 굴곡	상완요근	50	25-75	1
	이두박근	100	50-200	4
	상완근	50	25-75	2
전완부 회내	회내사각근	25	10-50	1
	원회내근	40	25-75	1
완관절 굴곡	요수근굴곡근	50	25-100	2
	척수근굴곡근	40	10-50	2
무지수장부에 대기	장무지 굴곡근	15	5-25	1
	무지내전근	10	5-25	1
	무지대립근	10	5-25	1
주먹쥐기	천수지 굴곡근	50	25-75	4
	심수지 굴곡근	15	25-100	2

내재근양성수지	충양근, 골간근	15	10-15/hand	3
고관절 굴곡	장골근	100	50-150	2
	요근	100	50-200	2
	대퇴직근	100	75-200	3
슬관절 굴곡	내측슬괵근	100	50-150	3
	비복근	150	50-150	4
	외측슬괵근	100	100-200	3
대퇴부내전	단내전근	200/leg	75-300	6/leg
	장내전근			
	대내전근			
슬관절 신전	대퇴사두근	100	50-200	4
첨내반족	비복근 내외측두	100	50-200	4
	가자미근	75	50-100	2
	후경골근	50	50-200	2
	전경골근	75	50-150	3
	장족지, 단족지굴곡근	75	50-100	4
	장무지굴곡근	50	25-75	2
엄지발가락 올라옴	장무지신전근	50	20-100	2
목	흉쇄유돌근	40	15-75	2
	사각근복합체	30	15-50	3
	승모근	60	50-150	3
	견갑거근	80	25-100	3

* SCMs가 주사된 경우 용량을 절반으로 줄여야 한다. **Dosing guidelines:** The recommended maximum dose per visit is 10units/kg, not to exceed 400units. The maximum dose per injection site is 50units. The maximum volume per site is typically. 0.5mL. Reinjection should occur no more frequently than q3mos. Consider lowering the dosing if pt' s Ashworth scores are in the low range, if pt weight or muscle bulk are low, or if the likely duration of treatment is chronic. Reference: 1. permission of Wiley-Liss, Inc., a subsidiary of John Wiley & Sons, Inc., from **Brin MF**: Spasticity, *Muscle Nerve* 1997;6(Suppl):S214.

BTX-B(Myobloc) - 경추긴장증에 사용이 2000년 FDA 승인을 받음. 투여용량은 다르나 BTX-A와 사용적응은 다르지 않다. BTX-A에 저항이 있는 경우에 사용할 수 있고, 실온에서 9개월간 보관할 수 있다. 사용을 위해 식염수와 희석하면 4시간 내에 사용한다.

페놀(carboxylic acid)-용량에 비례해 신경을 파괴한다. 효과는 1시간 내에 시작해 수년간 지속될 수 있다. 신경자극기로 국소신경을 찾아내어 주사한다. 주로 운동신경 지점에 주사한다. 페놀 주입은 BTX와 함께 사용할 수 있고, 특히 BTX 용량이 문제가 되는 곳에 같이 사용한다. BTX에 비한 장점은 가격이 싸고 항체를 형성하지 않으며 작용기간이 길다. 단점으로는 주사할 때 기술이 필요하며, 감각이상의 가능성이 있다. 이는 주로 접근이 용이한 신경을 이동하고 감각, 운동요소가 혼재된 신경을 피하면서 줄일 수 있다. 국소마취제를 먼저 주사하면 이런 부작용을 줄일 수 있다.

경막내 백클로펜(ITB) - 척수손상에 의한 심한 경직과 뇌손상에 의한 경직에 사용한다. 만성 요통과 신경근병증의 심한 근육경련에도 사용할 수 있다. 보존적 치료에 잘 반응하지 않는 경우에 사용한다. 경막외 백클로펜이나 펌프를 이용한 지주막하 카테타 삽입후 투여할 수 있다. 경막외 백클로펜의 실험적 투여는 다음과 같다.

첫날 50mg을 주입함; 효과가 적으면 2일째 75mg 주입함. 이후 3일째 100mg을 주입한다.

Ashworth 등급이 2이상 감소하면 펌프의 효과를 예측할 수 있다.

펌프는 복부 좌하측 사분면에 충수돌기에 먼 위치에 놓는다. 4~12주마다 리필하고 전원은 보통 5년간 지속된다. 장점은 중추신경계 부작용이 경구제에 비해 적다. 문제점은 카테타의 감염, 꼬이거나 먹힘, 떨어짐, 두통 등이다.

주입속도는 600㎎/day이고, 경직의 강도가 증가하면 용량을 늘리기보다 원인을 먼저 찾아야 한다.

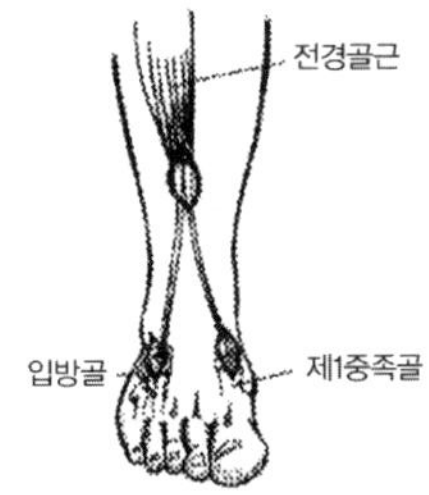

3. 수술방법

건이전술, 근건연장술, 신경외과적 수술(뇌/척추차단)등 다양한 방법이 있다. 경련성 요첨족변형에는 전경골근 부분

이전술이 유용하다. 외측 부분을 외측설상골이나 입방골로 이전한다. 아킬레스건 연장술을 함께 하는 경우가 많다.

선택적 후방 신경절 차단술은 뇌성마비에서 효과가 있다. 추궁판을 절제하고 마미를 노출시킨다. 후방신경근을 각각 자극해 보고, 이상 자극이 감지되는 신경근을 절단한다. 전방신경절은 술후 피부도 궤사되므로 바람직하지 않다. 적응증은 경직성 뇌성마비, 3~8세 사이, 몸통 균형이 좋고 돌봐줄 가족이 있는 경우이다.

H. 언어와 연하

1. 실어증

Broca, Wernicke 및 전반적 실어증이 흔하다. 대뇌피질 실어증은 우성반구를 침범하고 명칭 실어증을 일으킨다. 명칭 실어증은 명칭을 대기 힘든 장애이다. 피질하실어증은 내포(Internal capsule)와 피각(putamen)을 포함하며 발음이 부적절하게 된다.

실어증 증후군(병변부위)	빈도	이해	반복
전반적 혼합초피질 중간대뇌동맥	poor	poor	poor
전, 후대뇌동맥	poor	poor	good
Broca	poor	good	poor
Brodmann 44, 45부위			
Wernicke	good	poor	poor
Brodmann 21, 42			
초피질 운동성	poor	good	good
(전대뇌동맥)			
초피질 감각성	good	poor	good
(Wernicke 부위)			
저동성 실어증(우세반구 궁상속)	good	good	poor

치료는 남아 있거나 회복하고 있는 기능과 장애에 보상하려하는 기능에 따라서 개인적인 접근을 한다. 멜로디 억양 치료법은 표현실어증을 치료하는데 좋고, 가족 구성원이 환자를 대화에 참여시키고 말을 할 수 있는 충분한 시간을 주도록 훈련되어야 한다.

2. 실행장애와 구음장애

실행장애는 말의 운동계획에 병적인 상태인 경우, 음절이나 단어를 만들지 못한다. 다음 절은 구사하지 못하고, 소리가 이상하게 된다. 치료는 강력한 말하기 훈련이며 멜로디 억양 치료법도 효과가 있다.

마비성 구음장애는 발음에 관여하는 근육의 약화에 의해 발생한다. 숨이 새는 소리가 나고 과비음성 등이 특징이다. **실조성 구음장애**는 소뇌의 장애가 원인이며 느리고 어눌한 발음과 부자연스럽게 음절이 분리가 된다. **경직성 구음장애**는 상부 운동신경병변에 의하며 거칠고 딱딱하며 과비음성이 낮은 톤으로 발음한다. 말이 느려지고 운율이 맞지 않는다. 치료시 가장 중요한 것은 입주위 근육의 협동조화 능력과 힘을 강하게 만드는 것이고, 말의 속도를 느리게 하고 또박또박 명확하게 발음하게 하는 것이다.

3. 연하장애 치료

인지력 저하상태 - 식사 시에 감시가 필요하다. 갑자기 막 먹는 것을 막아야 한다. 수저는 작은 것을 사용하고, 컵의 입구도 작은 것을 쓴다. 빨대도 가끔 막아주어 마시는 속도를 조절한다. 집중력이 떨어지므로 식사 시에는 조용한 상태를 유지한다.

구강기 연하장애 - 안면 약화로 음식의 질을 바꾸고, 입안의 음식위치를 바꾼다. 근전도 생체되먹임 기전이나 빨고 부는 운동이 효과적이다. 혀운동이 처방될 수도 있다.

인두기 연하장애 - 가장 흔하고 거칠고 젖은 기침과 연관된다. 자연삼킴 반사를 이용한 방법으로는 턱을 넣고 머리를 약한쪽으로 돌리고 성문위에서 저작하며 유동성 음식은 진하게 한다. 턱을 붙이면 기도를 좁게 만들고, 혀 뿌리와 연두개사이 공간을 좁힌다. Mendelsohn 방법은 윤상인두근의 불완전한 이완과 조기폐쇄를 이용한다. 삼킬 때 3~5초간 멈추고 삼킴으로써 연구개의 음식물을 적절하게 삼킬 수 있다.

XX. 영상진단검사

A. 선택적 단순방사선 검사

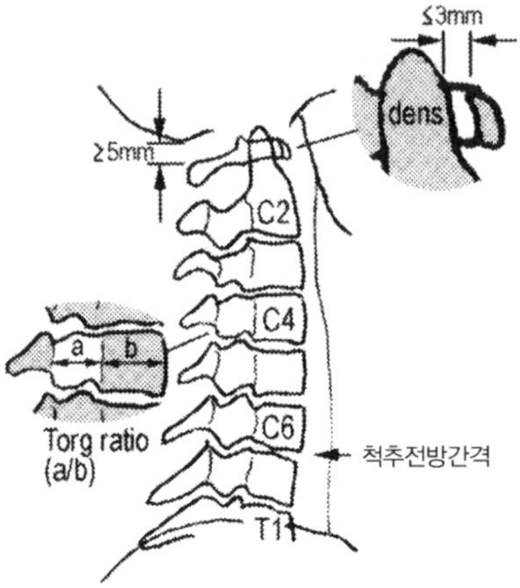

경추 - 측면사진에서 전방척추선, 후방척추선과 척추추궁판극돌기 정렬을 관찰한다. 척추간 공간은 일정해야 한다. C2 전방의 연부조직의 두께는 해당 추체의 30%를 넘지 말아야 하고 C4이하에서는 100%를 넘으면 안된다. 척추전방의 부종은 척추손상의 표시일 수 있다. Torg비는 0.8이하시에는 민감하나, 특이한 지표는 아니다. 측면 굴곡, 신전 사진은 인대손상을 찾는데 도움을 주며 신경학적 이상이 의심되는 경우에는 금기이다. 수술후 치유 시 안정성을 조사하는 방법이기도 하다.

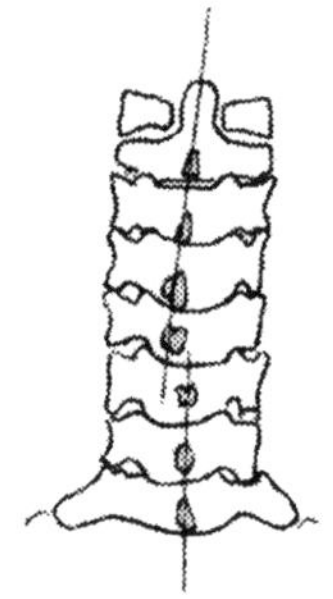
그림: 분열된 극돌기에서 일측성 전위면

전후방사진에서 극돌기는 정렬되어 있어야 한다. 입을 벌리고 찍으면, 오구돌기 주위간격은 양측이 대칭이어야 한다. C1 과 C2의 외측선은 연속선상에 있어야 한다.

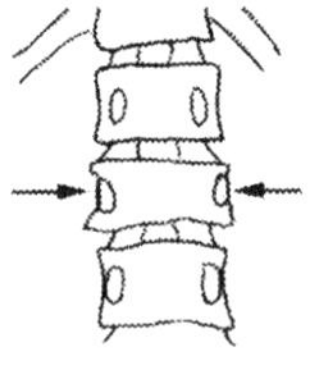

요추 - 측면상에서 척추체의 높이는 비슷해야 한다. 극돌기의 각도 비슷해야 한다. 척추체 간격이 좁아진 것은 디스크의 퇴행성 변화를 의미한다. 척추체 주위와 후방관절주위의 골극을 관찰할 수 있다.

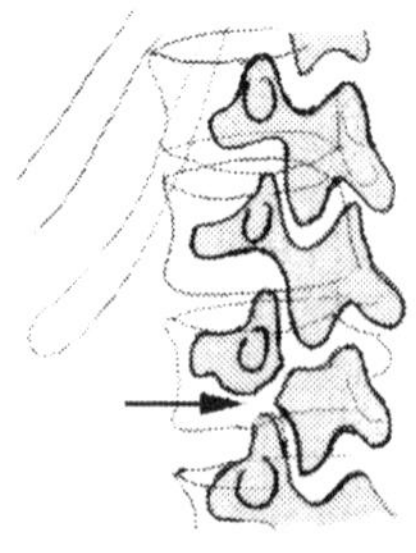

척추체가 이행한 경우(척추전위증 불인궁용)가 굴곡신전 촬영에서 관찰될 수 있다.

전후방 사진에서 척추경간거리는 L1에서 L5까지 점차 증가하며 그 간격이 갑자기 늘어난 것은 압박골절을 의미한다.

사면상에서 척추궁협부의 골절(스코틀랜드 강아지 징후)을 볼 수 있다. 스코틀랜드 강아지의 눈은 척추경, 코는 수평돌기, 귀는 상관절, 앞발은 하관절, 몸통은 추궁판을 나타낸다.

견관절 - 일반전후방은 상완골을 약간 외회전하면 관절변화와 정렬을 관찰하는데 유용하다. 손목에 추를 달아 견봉쇄골관절 이개를 관찰하며 이 간격은 10mm이하이어야 한다. 견갑골 Y상은 상완골의 탈구를 관찰하는게 용이하다. 축상은 골성 방카트병변과 상완골두압박골절을, 사면상은 관절와골절을 관찰하며 상완골 상부골절을 볼 수 있다.

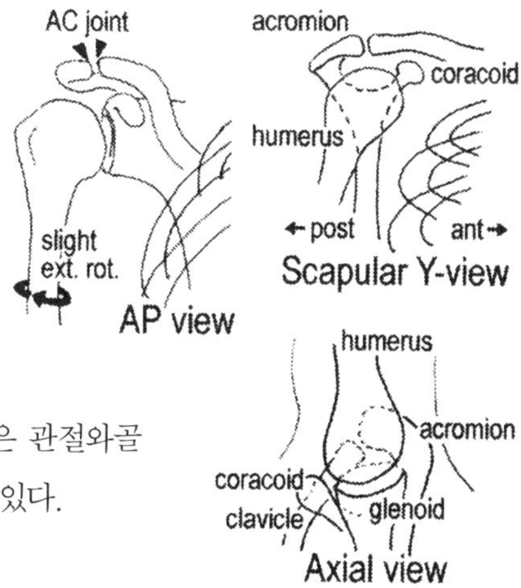

주관절 - 전후방, 측방상이 기본이다. 측방에서 원위 상완골 전방의 방사선 투과성 음영은 지방조직으로 정상적인 신호이다. 주관절의 부종 시, 이 전방지방조직을 더 밀어올리고, 후방지방조직을 보이게 하는데 이는 비정상적 소견이다.

수근관절 - 후전방, 사면, 외측상이 기본이다. 후전방상에서 주상골, 월상골, 삼각골이 부드러운 곡선으로 이어진다. 후전방상에서 겹쳐보이는 골조직은 측면상에서 확인할 수 있다. 측면상에서는 요골-월상골-두상골-중수골의 정렬을 관찰한다. "엎어진 찻잔" 징후는 월상골 탈구를 의미한다.

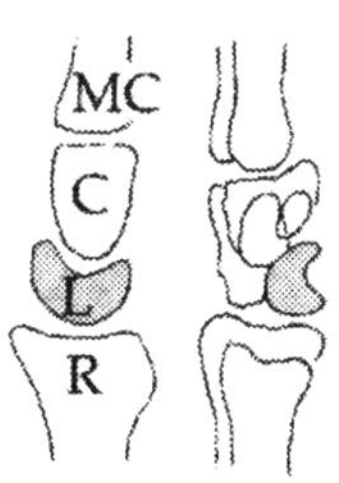

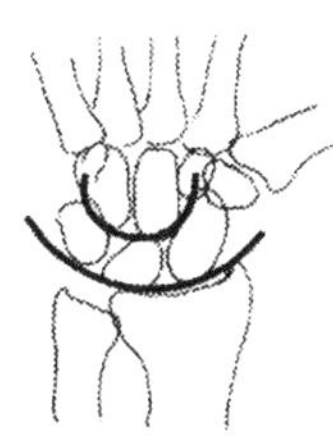

고관절 - 전후방과 외과적 측면사진은 대퇴골 경부골절의 기본사진이다. 내측 외측 사면 촬영이 비구골절 관찰에 유용하다. 고관절 전치환술 후 치환물의 해리는 방사선 투과음영이 2mm이상이고, 점차 진행하는 경우 진단한다. 금속과 시멘트 사이의 조영제 관찰 시 확진할 수 있다.

슬관절 - 초기 외상 촬영의 기본은 전후방, 외측, 하면촬영이다. 심한 인대, 반월상 연골 손상 시에도 정상일 수 있다. 슬개골상 점액낭의 지방, 혈액음영이 슬개골 골절의 징후가 된다. 이 경우 사면촬영과 Skyline 촬영이 필요하다.
슬관절 전치환술 후 2mm이상의 삽입물, 골간격은 해리를 의미한다.

족근관절/후방족부 - 격자상 촬영이 가장 좋다. 함상거골상부 관절간격은 일정해야 한다. 간격이 벌어진 경우, 근위부의 골절을 의심해야 한다. 외측촬영에서 종골과 제5종족골 골절을 관찰하고 종골골절이 의심되는 경우, 종골축 상촬영을 시행한다.

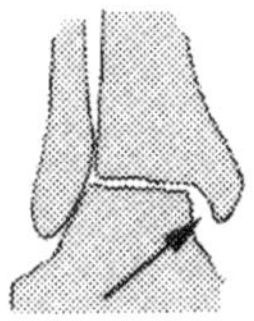

B. CT 촬영에서의 주의점

조영제정맥주사 - 방사선 미투과성 조영제는 높은 혈류와 모세혈관 투과로 조직으로 빠져나간다. 뇌혈액장막에서는 이러한 조직침투가 많지 않으나 이것이 손상된 경우에는 조영제에 강조되는 영상을 띠게 된다. 조영제 사용의 금기증으로는 조영제에 알레르기가 있거나, 신부전, 크롬친화성세포종, 다발성 골수종, 겸상적혈구증 등이 있다.

급성 허혈성 뇌졸중 - 초기에는 출혈성 병변과 감별하기 위해 조영제를 사용하지 않고 검사해야 한다. 조영제를 쓰는 경우, 지주막하 출혈과 구분이 어려워진다. 초기허혈성 뇌졸중의 CT 소견은 큰 변화가 없으나, 24시간이 지난후 저음영 부위가 나타나고 세포독성부종을 의미한다. 보통 2~3주후 부종이 감소한다. 아급성 시기에 경색부위는 조영제로 강조된다. 만성기에는 주위가 강조되는 영상으로 나타난다.

척추 - 부분적 미세골피질부위의 관찰을 위해서는 CT가 MRI보다 선호된다. 논란은 있으나 경추 중심척수공협착 등에는 CT가 유용하다. 요주 협착증에는 MRI가 가장 좋다. 성인 경추와 요추의 척추강 간격은 10~11.5mm이하인 경우, 척추강 협착증을 의심할 수 있다. 전후방 지름 이외에도 척추강의 모양, 면적, 연부조직 등도 주요한 역할을 한다.

C. 자기 공명상 촬영(MRI)

1. 원리, 금기증, 정맥 Gd 조영제

MRI는 조직의 지방과 수분 함량에 따라 조직을 구분한다. T1 강조영상에서는 지방 조직이 밝고 수분은 어둡다. T2 강조영상에서는 수분이 밝고 지방이 어둡다. 간단히 말해, T1에서는 해부학적 구조가 선명하고 T2에서는 정상 조직과 병적 조직의 구분이 쉽다.

Spin Echo(SE)영상은 높은 질을 가지고 있으나, 선호영상을 얻는데 시간이 더 걸린다. Gradient echo(GRE)영상은 더 빠르고 촘촘한 영상을 얻을 수 있으나 잡음에 민감하고 질이 떨어진다.

MRI 검사의 금기는 심장 박동기 사용, 제세동기, 삽입된 신경자극기, 반고리관 삽입술, 금속성 안구 이물질, 뇌동맥류 클립등이다. 외고정 장치도 화상을 유발할 수 있어 상대적 금기증이다.

정맥 Gd조영제는 자장을 띄는 물질이며 혈관이 좋고 부어있는 조직의 신호증강 효과가 있다. Gd는 지방역제 영상을 통해 신호를 얻고, 이를 비조영증강 영상과 비교한다. CT조영제에 비해 부작용(후두경련, 두드러기, 빈맥)은 거의 없는 편이다. 상대적 적응증은 용혈성 빈혈, 신장기능이상(크레이틴 청소율〈20mL/min)등이다.

2. 임상적 허용

허혈성 뇌졸중 - 6~12시간 후, 경색부위는 T2SE 영상에서 고신호 강도로 나타난다. 정맥 Gd 없이는 힘드나, 이 급성기에서 T2영상에서 고신호 강도를 보인다. 만성기에는 T2에서 경계가 명확하고, T1에서는 저신호강도를 보이고 Gd로 신호 증강되지 않는다.

확산강조영상(DUL)에서는 새로운 경색과 과거 병변을 구분하는데 유용하다. 새 병변은 2시간내에 보이고, 고신호강도는 불가역적인 지역을 나타낸다. 과거 병변은 거의 나타나지 않는다.

척추, 척수 - 퇴행성 변화가 생긴 추간판은 낮은 강도의 신호를 보낸다. 원청인대의 파열은 조영제로 증강된다. 추간판 퇴행성 변화, 팽윤, 탈출은 증상이 없이도 관찰되며 나이가 증가할수록 많이 나타난다. 수술후에는 Gd 강조영상이 과거의 섬유화와 새로 생긴 추간판과의 감별에 유용하다.

Axila T1 이나 fast SET2 영상은 요추 척추공의 크기를 보는데 유용하다. T2 영상으로 신경근이나 경막의 압박을 구분할 수 있다. 신경근이 압박되면 신호가 증가하고 Gd 조영이 국소 염증변화로 증가한다.

암전이 병변은 전형적으로 여러 부위를 포함하고, T1에서 저신호, T2에서 고신호를 보낸다. STIR 영상은 지방억제신호로 정상골과 전이성 병변을 구분하기 쉽다.

급성 척수압박 손상은 T2에서 부종이 증가되고, T1에서 동일강도의 영상을 보인다. 만성기에는 척수연화증이 나타나고 T1에서는 저신호, T2에서 고신호를 보인다. 척수의 낭종은 T1에서 저신호, T2에서 고신호를 보이고, 지주막하염증은 조영제호 T1영상에서 고신호를 보낸다. 급성척수혈종은 T1에서 저신호, T2에서 고신호를 보이고 아급성으로 T1에서 고신호를 보낸다.

다양한 신경과적 문제-신경과적 의뢰 및 MRI 검사는 이상한 형태의 두통 시에 적용된다.(국소적 두통, 간질과 동반, 의식변화)

다발성 경화증의 플라그는 T2에서 고신호, T1에서 중 저신호를 보낸다. FLAIR 영상으로 플라그 관찰이 용이하다. Gd 강조영상으로 급성과 만성 플라그 구분이 가능하다.

급성 염증성 탈수초성 신경염에서 Gd 강조영상은 신경근의 신호를 올린다.

근골격계 - 근골격계 MRI는 손상의 범위와 심각성, 즉각적인 진단과 치료, 연부조직 종양 검사 등을 포함한다.

견관절 - 정상이고 손상되지 않은 극상근은 T1, T2에서 저신호이다. T1에서 정상으로도 건조직 신호가 증가하는 magic angle 효과가 나타날 수 있다 관상 사면 T2영상에서 고신호강도는 극상근 부분파열을 의미한다. 완전파열은 건이 위축되고, 물이 차고, 근육이 위축된다. 관절강내 Gd가 가장 민감도와 특이도가 높으며 관절와순과 상완견갑관절 인대손상을 가장 잘 관찰할 수 있다. 전형적인 충돌증후군에서는 견봉이 갈쿠리 모양으로 낮게 놓여지고, 견봉하 건부착부염, 오구견봉인대의 비대이다.

슬관절 - 정상적 전방십자인대는 T2영상에서 저신호로 선상구조로 보인다. 보이지 않거나 신호가 증가되고 흐느적거리는 모습은 파열을 시시한다. 정상반월상 연골은 시상면에서 삼각형으로 보이고 저신호강도이다. 급성파열은 신호강도가 증가하고 수직방향이며, 표면까지 뻗어있다. 퇴행성 반월상 연골은 주로 수평파열을 보이고, 표면까지 뻗어있지 않다.

실험적 적용 - 기능적 MRI는 다양한 자극에 환자가 반응하는 혈류의 변화를 실시간 영상으로 관찰하게 해준다.

MRS(MR Spectroscopy)는 조직의 생화학적 함유량을 측정하게 해준다. holp-ne의 증가와 N-acetylaspartate의 증가는 탈수초와 비례하고, 이를 알아낼 수 있다. 높은 lactate 농도는 저산소증과 관계가 있다.

D. 삼상 골주사 검사

삼상 골주사는 골대사가 증가된 곳에 축적되는 방사능 활성 물질에서 방출되는 감마선을 검사한다. 삼상은 1) 혈류기(병변으로 보이는 시기) 2) 혈액저류기(연부조직) 3) 정적골기로 이루어진다. 24시간 후인 제 4기가 이용될 수도 있으며 당뇨발 등에서 원위조직의 골수염 진단에 쓰인다. 이 검사는 민감도가 매우 높으나, 특이도는 낮다. X-ray 검사보다 1주이상 빨리 골수염과 이소성골화를 알아낼 수 있다. 이는 작은 골절, 압박골절, 스트레스 골절을 찾아낼 수 있다.

특이도는 낮으나 경골 스트레스 골절과 정강이 부목을 구분해 낼 수 있고, 국소복합통증 증후군에서 제 1,2기에서는 비대칭적 흡수, 3기에서 흡수증가로 진단에 도움이 된다. 급성 척추통증 시에 급성병변과 만성 병변을 구분하기 좋으며 이소성 골화의 병변의 성숙도를 알 수 있어 수술시기를 정하는데 도움을 준다.

당뇨병성 족부궤양 등에서 방사성 동위원소 백혈구와 함께 진단의 특이도를 높이기 위해 사용될 수 있다.

XXI. 약물치료

A. 재활치료에 흔히 사용되는 약제들

Alendronate(알렌드로네이트: Fosamax, Merck)- (정제5, 10,35,40,70mg)

적응증: 골다공증 예방: 5mg qd 또는 35mg qwk; 골다공증 치료: 10mg qd 또는 70mg qwk; Paget씨 병: 40mg qd 6개월간; 모든 약제는 아침식사전 30분에 충분한 양의 물과함께 복용한다; 30분간 눕는 것을 피한다.; 작용: bisphosphonate는 정상적, 비정상적 골대사를 모두 억제한다.; 그 결과로 혈청 칼슘과 인산은 감소한다.

비적응증: 저칼슘혈증, 심각한 신기능 장애, 연하곤란; 주의: 상부 위장관병증, 임신; 부작용; 식도염, 위장관 자극, 두통, 근육통, 관절통, 허리통증, 연하곤란, 복부포만, 흉통, 말초 부종, 감기증상, 식도궤양.

Amantadine(아만타딘; symmetrel, Endo)-(캡슐 100mg, 시럽 50mg/5mL)

적응증: 파킨슨씨병 또는 파킨슨 증후군: 100mg bid, 400mg/d까지 증량가능, 항파킨슨 제제를 복용중이거나 전신상태가 좋지않은 환자는 하루100mg으로 시작한다.; A형 인플루엔자 치료 및 예방: 초기 200mg부터 시작하고 이후 100mg qd; 외상성 뇌손상의 의식레벨감소: 100mg bid; 소아마비후 통증 증후군, 다발성 경화증의 피로, 외상성뇌손상후 고열증; 작용: 이온 채널을 막음(nicotinic acetylcholine, M2 ionic); 이외 도파민신경말단에서 도파민 분비 촉진하는 것으로 추정됨; 주의: 경련성질환, 심부전, 신장병, 임신 C; 끊을 때는 단계적으로 줄여야 함. 부작용: 어지러움, 구역 긴장감, 운동실조, 불면, 구강건조, 위장관계 운동저하, 소변저류, 기분 변화, 혼미, 환각, 심부전, 부종, 기립성 저혈압, 망상피반(특히 여성)

Amitriptyline(Elavil, Merck)-(정제 10, 25, 50,75,100,150mg)-

적응증: 우울증: 50-150mg qhs(노인 10mg tid 20mg qhs 로 충분함; 간기능부

전시 용량감소 필요); 말초신경통증(우울증보다 낮은 용량에서 시작함); 작용: 삼차아민 삼환계, 노르에피네프린/세로토닌 재흡수 억제; 항알파1아드레날린, 항무스카린 효과를 나타냄; 아편양 진통효과를 항진시킴; 비적응증: 급성심근경색후, MAO억제제 동시투여; 주의: 뇌혈관 장애(혈압을 상승시킬수 있음), 갑상선 기능항진증, 정신분열 증, 임신 D, 선택적 수술전에 약물중단, 불면과 복부 불편감을 줄이기 위해 천천히 끊어야 한다.; 부작용: 구갈, 시야흐림, 변비, 소변저류, 심혈관계이상(빈맥, AV전도 이상), 체중 증가, 기면, 경련, 광과민증, 복부불편감, 백혈구 감소증, 여성형가슴, 고환 부종, 성기능 이상, 월경불순, 모니터링: 기본 백혈구수, 주기적 백혈구수 분별수, 간기능검사, 심전도 검사. 심혈관계질환이 있는 환자는 특별한 지침이 필요. Baclofen(백클로펜 Lioresal, Novartis)-(정제 10, 20mg, 경막내주사)

적응증: 경련: 최대용량인 20mg qid까지 다음과 같이 용량을 올림: 5mg tid 3일, 10mg tid 3일, 15mg tid 3일, 이후 20 mg tid 3일, 필요한 만큼 증량함: 경구제가 부작용이 있을 경우, 경막내 주사고려; 뇌졸중, 파킨슨병, 뇌성마비에 의한 경련의 경우, 경구용 약제는 효과가 없다; 작용: 감마아미노부틸산의 동일체로 GABA-B수용체에 부착하여 칼슘의 세포내 흡수를 막아 척수의 흥분기전을 억제하는 작용을 한다.: 주의: 신기능 장애, 너무빨리 중단시 경련의 위험(1주이상 기간을 두고 줄여나간다.), 임신C, 부작용(경구용 바클로펜): 기면, 어지러움, 두통, 구역, 권태감, 위장관자극, 빈뇨, 중추신경계억제, 혼돈, 어눌한 말투, 비강충만, 경련, 시야 흐림, 위약감, 근육긴장감소, 고혈압, 심혈관계파탄, 호흡부전, 발적, 소양감, 간기능수치 상승;(경막내 바클로펜): 피로, 어지러움; 과다투여 시 Physostigmine 1-2mg 정맥주사.

Capsaicin (캡사이신, Zostrix, Medicis)-(크림제 0.025%, 0.075%, 두종류 OTC)

적응증: 헤르페스후 통증, 골관절염, 신경인성 통증: 하루 3, 4회 통증이 있는 부위에 얇게 발라준다; 효과에 따라 적절히 사용한다.; 신경인성방광에서 실험적 방광내 점적이 효과가 있다는 연구가 있다; 작용: 캡사이신은 통증 신경전달물질인 substance P를 비수초성 신경으로부터 감소시켜주는 효과가 있다. 주의: 바른 후에 손

을 씻도록하고 눈에 닿지 않게 한다. 바른부위에 열을 가하지 않는다. 부작용: 국소에 화끈거림이 초기에 있으나 반복해서 발라주면 사라진다.

Carbamazepine(카바마제핀, Tegretol, Novartis)- (정제 100, 200mg, 서방형 정제 100, 200, 300, 400mg)

적응증: 경련: 200mg bid로 초기투여; 삼차신경통: 100mg qd로 투여, 말초신경통증: 100mg bid; 최대 용량은 1200mg으로 하루 3회로 나누어 투여한다. 작용: 밝혀지지는 않았으나 삼환계 항우울제와 비슷한 작용을 하는 것으로 생각됨.; 빠르게 전달하는 신경섬유의 Na^+ 채널을 막아 흥분 신경 전달을 줄여준다. 금기증: 삼환계 항우울제 금기인 환자, 과거 골수 억제상태, MAO억제제 사용자: 주의: 간이나 신장 기능 이상, 저나트륨 혈증, 임신, 많은 약물 상호작용; 부작용:(초기 어지러움, 운동실조, 기면, 구역/구토 가 흔하나 1-2주내 자발적으로 사라짐), 골수 억제, 간/신장기능이상, 안구진탕, 발진, Stevens-Johnson syndrome, 부정맥; 모니터링: 치료전 CBC, BUN, 간기능 검사, 혈청 철 수치를 주기적으로 관찰함.

Celecoxib(쎄레브렉스, Cerebrex, Pfizer/Searle/Pharmacia)-(캡슐 100, 200mg)

적응증: 퇴행성 관절염: 200mg qd 또는 100mg bid; 류마티스 관절염: 100-200mg bid: 급성 통증/월경통: 초기 400mg 이후 200mg bid; 작용: COX-2 선택적 억제, 비스테로이드성 소염제; 금기증; 설파제, 아스피린등에 민감성이 있는 경우; 주의: 고혈압, 심부전, 위장관계 출혈기왕력, 신부전, warfarin동시 투여시 INR 모니터해야함, 임신 C, 비강폴립; 부작용: 부종, 위장관 자극/출혈, 혈소판 감소증, 신장/간 독성, 기관지 경련.

쎄레브렉스와 기타 비스테로이드 소염제 장기 치료 결과 보고에 의하면, 상부 위장관 출혈 위험이 0.76% 대 1.45%이고, 증상적 궤양까지 합치면 2.08% 대 3.54%의 비로 위험성이 낮다.

Clonidine(클로니딘, Catapres, Boehringer Ingelheim)-(정제 0.1, 0.2, 0.3mg, qwk 패취 0.1/24, 0.2/24, 0.3mg/24hr)

적응증: 고혈압: 초기 경구로 0.1-0.3mg bid 또는 서방형으로 0.1mg/24hr qwk, 최대 용량은 2.4mg/d 경구투여 이다. 경막내 클로니딘 투여는 경련이나 신경인성 통증이 있는 환자에 실험적으로 투여되고 있다.; 작용: 중추 알파 아드레날린 길항제로 교감신경 흥분을 낮추는 역할을 한다. 주의: 심혈관계 질환, 간/신장 기능 이상, 반발성 고혈압을 막기위해 천천히 끊어야 한다. 임신 C; 부작용: 구강건조/눈건조, 두통, 어지러움, 구역, 변비, 기면, 위약, 피로, 기립성 저혈압, 부종, 식욕감퇴, 발기 장애, 관절통, 다리 경련.

Cyclobenzaprine (싸이클로벤자프린, Flexeril, Merck)-(정제 10mg)

적응증: 급성 근골격계 이상으로 인한 근육 경련: 10mg tid, 최대 60mg/d, 2-3주 넘게 투여하지 않는다; 작용: 구조적으로 삼환계 항우울제와 비슷하며 뇌간에 작용하여 근골격계 흥분성을 감소시키는 것으로 되어있으나 중추신경계 원인의 근육경련에는 효과가 없다. 금기증: 삼환계 항우울제 금기인 환자, MAO억제제 투여중인 환자, 급성 심근경색회복중인 경우, 심부전, 부정맥, 전도이상, 임신B; 부작용: 기면, 어지러움, 구갈, 위약, 입맛의 변화, 피로감, 이상 감각, 구역, 불면, 시야흐림, 경련, 간염, 빈맥

Diazepam (다이아제팜, Valium, Roche)-(정제 2, 5, 10mg, 경구유액 5mg/5ml, 5gm/1L, 주사제)

적응증: 국소 반사에의한 근골격계 강축, 상부운동 신경병변에의한 경직, 운동이상, 강직증후군 2~10mg 경구/근육주사 tid-qid(노인에서는 1-2.5mg qd-bid); 불안감에 투여하는 용량도 비슷함. 알코올 금단증상: 초기 2-5mg 정맥주사, 3-4시간마다 반복투여: 전신경련: 0.2-0.5 mg/kg/dose 정맥투여 q 15-30분, 최대 용량은 30mg까지 가능. 작용: 경직을 감소시키는 가능한 작용기전은 척수의 GABA의 시냅스 후 촉진에 의한 GABA와 비슷한 작용에 의해서이다. 금기증: 중추신경 억제, 급성 폐각 녹내장, 주의: 간/신장 독성, 우울증이 악화될 수 있음. 임신 D, 부작

용: 기면, 취함, 어지러움, 운동실조, 복시, 저혈압, 혼돈, 변비, 소변저류, 전향적 기억상실, 의존성, 금단증상, 골수 억제, 발적, 발열, 간독성, 주사부위 이상반응; 무호흡/심장마비(드물게 노인이나 전신상태가 좋지 않은 상태에서 정맥주사 시 발생할 수 있다.)

Dantrolene (단트롤렌, Dantrium, Proctor& Gamble)-(캡슐 25, 50, 100mg, 주사제)

적응증: 경직증:25mg qd로 시작하여 25mg q4-7d로 늘리고, 하루 최대 400mg까지 증량할 수 있다.(중추신경계보다 말초신경계에 주로 작용하므로 외상성 뇌손상시에 투여하기 좋다.); 악성 고혈증: 2mg/kg 정맥주사를 증상이 낮아질 때까지 투여하거나, 최대 10mg/kg까지 누적 용량이 될때까지 투여한다; 열사병과 코카인 중독에 의한 경직; 작용: 근형질내의 칼슘분비를 막아 흥분과 수축 싸이클이 원활이 이루어지지 못하게 줄여준다.; 금기증: 급성 간병변, 수유, 주의: 35세 이상이거나 여성에서 간기능이상 주의, 심근병증, 폐질환, 임신 C; q부작용: 근력감소, 위약감, 기면, 어지러움, 구역, 설사, 여드름, 발진, 두통, 불면, 광과민성, 간독성(치료시작 후 3-12개월에 시작되고 약물투여를 중단하면 사라짐), 경련; 모니터링: 초기와 주기적인 간기능 검사 시행.

Etidronate (에티드로네이트, Didronel, Proctor & Gamble)-(정제 200, 400mg)

적응증: 파젯씨병: 5-10mg/kg qd, 6개월 이상을 넘지 않고 11-20mg/kg qd로 3개월 이상을 넘지 않는다; 척수 손상후 이소성 화골화: 20mg/kg qd 2주 투여후 10mg/kg으로 10주 투여함, 고관절 전치환술후 이소성 화골화: 20mg/kg qd로 수술전 1달 투여후 20mg/kg qd로 수술후 3개월간 투여함. 작용: bisphosphonate와 비슷하게 작용하며 CaPO4의 침착을 막아주어 하이드록시아파타이트 크리스탈이 자라지 못하게 해준다.; 조골세포와 파골세포의 활동을 줄여준다.; 금기증: 신부전; 주의: 심부전, 장염, 장골골절, 임신 C, 부작용: 구역,구토, 골절, 골통증, 경련, 혈관부종, 구내염.

Gabapentin(가바펜틴, Neurontin, ParkeDavis)-(캡슐 100, 300, 400mg, 정제 600, 800mg 용액 50mg/mL)

적응증: 국소 경련: 300mg qhs 초기 투여, 300mg bid 2일째 투여, 300mg tid 3일째 투여하며 점차 늘려나가 효과가 있을 때 까지 최대 3600mg/d까지 투여가능: 신경인성 통증: 비슷한 용량으로 투여; 경직에 대한 2차 치료약제, 작용: 정확히 밝혀지지는 않았으나 GABA 수용체에는 작용하지 않는 GABA 유사체로 중추신경계의 아미노산의 농도와 대사를 조절하는 것으로 생각된다; 주의; 신장 기능장애, 임신 C; 부작용(초기 기면, 어지러움, 운동실조가 흔하나 투여후 2주내에 사라짐), 피로, 안구 진탕, 진전, 복시, 구역, 홍분, 발음장애, 체중 증가, 백혈구 감소증, 혈소판 감소증, 소화불량, 우울증, 안구주위 부종, 근육통.

Lidocaine patch(리도케인 패취, Lidoderm, Endo)-(패취 5%(10x14cm))

적응증: 1999년 헤르페스후 신경통에 FDA승인이됨. 통증이 있는 부위에 3개이하로 12시간후 12시간 쉰다; 다른 형태의 통증에도 사용가능; 작용: 국소 표피층과 진피층을 확산해서 칼슘매개의 Na^{+}-K^{+} 체널을 막아 신경전달을 줄이고 신경세포를 안정시킴; 완전한 신경차단없이 직접적 국소진통 효과를 가짐; 주의: 재사용은 피함; 샤워나 수영을 피해야함; 전신적인 효과는 부정맥 치료용량의 10분의 1수준임: 간기능 장애나 항부정맥제제를 복용중인 환자는 주의가 필요함; 임신 B; 부작용: 초기에 국소 발적, 부종, 이상감각이 수분에서 1시간내에 사라짐.

Metaxalone(메탁살론, Skelaxin, Carnick)-(정제 400mg)

적응증: 급성의 근골격계 이상과 관련된 불편감의 완화: 800mg tid-qid; 작용: 명확하지는 않으나 전반적인 중추신경 억제; 체근육세포와 운동신경말단, 신경세포에 직접적인 영향은 없음; 금기증: 빈혈, 심각한 간과 신장의 기능이상; 주의: 간기능 이상, 임신; 부작용: 기면, 파라독식 중추신경 홍분, 홍분, 구역, 구토, 자극성, 어지러움, 발적, 백혈구 감소증, 용혈성 빈혈, 황달.

Methylphenidate (메틸페니데이트, Ritalin, Novartis)- (정제 5, 10, 20mg)

적응증: 주의력 결핍 과운동 장애; 기면발작; 우울증(자극제로서), 암환자, 노인, 뇌졸중후: 10-15mg에서 40-60mg을 하루 2-3회에 나누어 투여 식전 30-45분전; 작용: 약한 중추신경 흥분역할이 암페타민과 비슷함(노르에피네프린과 도파민 분비 촉진); 금기증: 녹내장, 뚜레 증후군, 심한 불안, 초조함; 주의: Class II, 고혈압, 경련성 장애, 뇌혈관질환, 다양한 약제 상호약물작용, 임신 C; 부작용: 불안감, 불면, 식욕감퇴, 두통, 어지러움, 운동이상, 발적, 고혈압, 빈맥, 두근거림, 위장관 불편감, 의존성, 백혈구 감소증, 탈락성 피부염, 다형홍반, 운동틱장애, 간기능수치상승, 심실빈맥, 혈소판 감소증.

Modafinil (모다피닐, Provigil, Cephalon)- (정제 100, 200mg)

적응증; 1998년도에 기면발작으로 인한 심한 낮시간의 졸음에 사용하도록 FDA 승인이 됨: 200 mg qd, 간기능 이상의 경우 100mg; 다발성 경화증으로 인한 피로감, 외상후 뇌병변으로 의식수준을 높이기 위해 사용; 알쯔하이머병, 나이와 관계된 기억력 감퇴 및 기타 병변으로 인한 수면발작의 치료; 작용: 전방뇌하수체와 기타 중추신경계에 글루타민 효과를 높이고, GABA의 효과는 감소시킴; 금기증: 심장병; 주의: class IV, 간기능 신장기능 이상, 임신 C; 부작용: 두통, 구역, 감염, 초조감, 불안감, 불면, 비강염, 설사, 구갈, 식욕감퇴, 어지러움, 우울증; 모니터링: 주기적인 간기능검사 시행.

Oxybutynin(옥시부티닌, Ditropan, Alza)-(정제 5mg, 경구 시럽 5mg/5mL)

적응증: 방광 불안: 5mg bid-tid, 최대 5mg qid; 작용: 평활근에 직접적인 진정작용을 가진 muscarine 수용체 억제제; 금기증: 중증 근무력증, 위장관 마비, 장폐색, 궤양성 대장염, 대장마비, 요로폐색, 녹내장; 주의; 간기능 신장기능 이상, 임신 B; 부작용: 구갈, 구역, 시야 흐림, 빈맥, 홍조, 발한감소, 안구 건조, 변비, 소변저류, 어지러움, 기면, 불면, 환각, 조바심, 주기성마비, 발기장애.

Phenytoin(페니토인, Dilantin, ParkeDavis)-(캡슐 30, 50, 100mg, 서방형 30, 100mg, 씹을 수 있는 형태 50mg, 경구시럽 125mg/mL, 주사제)

적응증: 경련: 경구 100mg tid로 시작해 최대 600mg/d 치료 농도인 10-20mcg/mL까지 투여; 대발작: 10-15mg/kg, 정맥으로 천천히 주사하고 100mg을 경구나 정맥으로 6-8시간마다 투여한다. 작용: Na, Ca, K 이온의 중추적 조절제로서의 역할을 막아 세포막의 안정성을 유지시켜준다. 금기증: 동성 서맥, 동방결절 차단, 심방심실전도 2-3도 차단, Adams-Strokes 증후군, 주의: 저혈압, 심혈관계 질환, 당뇨, 간, 신장기능 이상, 부정맥, 갑상선질환, 임신 D, 포피린증, 노인; 부작용: 식욕감퇴, 소화불량, 구역, 운동실조, 안구진탕, 복시, 기면, 불면, 변비, 진전, 어눌한 말투, 두통, 발적, 혈액이상, 대구성빈혈, 심한 피부과적 반응, 간장애, 심한 심혈관계 이상, purple glove증후군, 독성 섬망, 림프종, 루푸스, 잇몸비대, 조악한 얼굴, 골연화증; 모니터링: 주기적 투여 1주후 측정; 주사제 투여 후 2-4시간후 측정, 경구투여에는 특별한 기준이 없음.

Prednisone-(정제 1, 2.5, 5, 10, 20, 50mg, 경구 시럽 5mg/5mL)

적응증: 염증성 질환: 5-60mg qd; 작용: 글루코코티코이드와 미네랄로코티코이드의 역할을 함: 금기증: 전신적인 곰팡이 감염; 주의: 경련성 질환, 골다공증, 심부전, 당뇨병, 고혈압, 결핵, 간기능이상, 임신 C: 부작용: 부종, 정서변화, 정신병성 증세, 부신이상, 면역감퇴, 위궤양, 심부전, 불면, 불안, 저칼륨혈증, 골다공증, 식욕변화, 두통, 어지러움, 고혈압, 고혈당, 여드름, 쿠싱병변, 피부위축, 피하출혈, 상처치유 지연, 월경불순.

Rofecoxib(로페콕시브, Vioxx, Merck)-(정제 12.5, 25, 50mg, 시럽 12.5mg/5mL, 25mg/5mL)

적응증: OA: 12.5-25mg qd; 급성통증, 월경통: 50mg qd 5일 이하 투여; 작용: COX-2 선택적 차단제: 금기증: 아스피린과 비스테로이드성 소염진통제에 과민반응이 있는 환자; 주의: 고혈압, 심부전, 위장관계 출혈의 기왕력, 신장기능이상, warfarin동시 투여자는 INR모니터 필요, 임신 C, 비강폴립; 부작용: 부종, 위장관

기능 이상/출혈, 혈소판 감소증, 신장/간장독성, 기관지경련, 백혈구 감소증.

Sidenafil (시데나필, Viagra, Pfizer)-(정제 25, 50, 100mg)

적응증: 발기장애: 초기 성행위 1시간전에 50mg 투여, 100mg까지 증량하거나 25mg까지 줄일 수 있다.; 65세 이상에서는 25mg 이하가 추천됨; 작용 선택적 PDE-5억제제로 cGMP를 상승시켜 음경해면체의 평활근의 이완을 촉진시킴; 금기증: 규칙적인 나이트레이트 사용자, 심근경색/뇌졸중이 최근 6개월 이내에 있었던 환자, 성기이상, 4시간 이상 지속적으로 발기가 계속되었던 환자, 부작용: 두통, 안면홍조, 소화불량, 비강충만, 시야장애(시야가 흐려짐, 푸른색조의 시야, 광과민성), 지루, 요로감염, 설사, 어지러움, 저혈압, 빈맥, 심근경색, 일과성 허혈성뇌병변, 뇌졸중.

Tizanidine (티자니딘, Zanaflex, Elan)-(정제 4mg)

적응증: 경직: 초기 2mg qhs로 시작, 이후 q3h, 점차 증량하여 2mgqam/2mg qhs --〉 2mgqam/4mg qhs --〉 4mg tid까지 증량함; 최대용량은 36mg/d; 작용; 중추신경계 알파2아드레날린 길항체로 운동뉴런의 시냅스전 억제를 증가시켜 경직을 줄여줌; 혈압에는 clonidine의 10%정도의 영향이 있음; 투여후 1-2시간후 최대효과; 주의: 신장/간 기능 이상시 주의, 임신 C; 부작용: 기면, 근력약화, 저혈압, 구갈, 어지러움, 간독성, 심각한 서맥, 환각, 위약, 요로감염, 변비, 빈뇨, 감기 같은 증상, 인후염, 비강염, 경직 증가.

Tolterodine(톨테로딘, Celtrol, Pharmacia)-(정제 1, 2mg, LA 정제 2, 4mg)

적응증: 방광 불안: 2mg bid, 간기능 이상시 1mg bid; 작용: 무스카리닌 길항제로 평활근에 직접적인 진정효과를 보임; 금기증: 협각 녹내장, 위/소변저류; 주의; 간/신장기능 이상, 임신 C; 부작용: 구갈, 시야흐림, 안구 건조, 요저류, 요로 감염, 기면, 두통, 어지러움, 위장관 불편감, 상기도 감염, 감기양 증상, 관절통, 소양감.

Topiramate(토피라메이트, Topamax, Johnson & Johnson/Ortho-McNeil) - (정제 25, 100, 200mg, 캡슐 15, 25mg)

적응증: 1997년 정서안정과 부분 경련질환에서 사용이 FDA승인을 받음: 25mg bid으로 시작하여 50mg/wk까지 증량하여 치료용량에 도달하도록 함; 당뇨병성 신경병증: 확립된 용량은 없으나 25mg qhs으로 시작하여 25mg/d로 증량할 수 있음. ALS 진행을 막기위해 임상적인 투여 연구가 진행중임; 작용: Na채널 억제제이나 그명확한 기전은 모름; 주의: 임신 C; 부작용: 기면, 어지러움, 시야이상, 불안정감, 구역, 이상감각, 정신운동 속도지연, 불안함, 발성과 기억 이상, 진전, 혼돈.

Tramadol(트라마돌, Ultram, Johnson & Johnson/Ortho-McNeil)-(정제 50mg)

적응증: 1993년 중등도 이상의 통증 조절에 FDA가 승인함: 50-100mg q4-6hrs, 하루 400mg을 넘지 않는다(노인은 300mg/d이하; 크레아티닌 청소율이 30mL/min: 용량 q 12hr, 200mg/d 이하로 투여; 간기능 이상: 50mg q 12 hr); 50mg 정제가 타이레놀과 비슷한 효과를 보임; 작용: 중추신경계에 작용하는 합성마약 길항제로 뮤-수용체에 약한 작용을 하여 진통효과를 보임(codeine의 10%친화성), 세로토닌/노르에피네프린 분비촉진; 아편양 중추신경계 부작용; 금기증: 급성 알코올 중독; 아편과 같이 사용시, 중추신경계 작용 진통제; 주의: 간질 병변, 뇌손상, 뇌척수액압 증가, MAO억제제 사용자, SSRI사용자, 임신 C, 급성 위장관 병변, 아편 의존성; 부작용: 현훈, 구역, 변비, 두통, 기면, 구토, 소양감, 위약감, 발한, 구갈, 소화불량, 설사, 기절, 기립성 저혈압, 빈맥

Trazadone(트라조돈, Desyrel, Apothecon)-(정제 50, 100, 150, 300mg)

적응증: 우울증: 150-400mg을 나누어 투여, 공격적 행동장애: 50mg bid; 음식과 같이 투여; 작용: triazolopyridine 유도체인 항우울제; 작용기전은 정확히 밝혀지지 않았음; 금기증: 심근경색후 초기, 임신 C; 주의: 심혈관계 질환, 선택적 수술전에는 끊는다. 부작용; 기면, 구역/구토, 어지러움, 구갈 변비, 소변저류, 저혈압, 쓴입맛, 피로, 시야흐림, 두통, 관절통, 관절운동이상, 진전, 지루증

B. 선택적 경구 비스테로이드성 소염제 사용 용량의 예

diclofenac(Voltaren) - [tab 25, 50, 75mg] 50-75mg bid; Voltaren XR [tab 100mg] 100-200mg qd; Arthrotec (diclofenac/misoprostol) 50-75mg/200 bid or 50mg/200 tid.

etodolac(Lodine, Ultradol) - [tab 200, 300, 400mg] 200-400mg po bid/tid; Lodine XL [tab 400, 500, 600mg] 400-1200mg qd.

ketoprofen(Orudis) - [tab 25, 50, 75mg] 25-75mg tid/qid.

ketorolac(Toradol) - 15-30mg IV/IM q6hr or [tab 10mg] 10mg po q4-6hr; total duration of ketorolac treatment not to exceed 5days.

meloxicam(Mobic) - [tab 7.5mg] 7.5-15mg qd.

nabumetone(Relafen) - [tab 500, 750mg] 1000-2000mg qd or 500-1000mg bid.

naproxen(Naprosyn, Aleve) - [tab 250, 375, 500mg] 250-500mg bid.

oxaprozin(Daypro) - [cap 600mg] 1200mg qd.

C. 아편양 제제

모르핀양 진통제는 뮤와 카파아편 수용체에 작용하며 감마 수용체와도 일부작용을 한다. 뮤수용체는 척수상부 진통과 행복간 호흡기 억제, 동공축소, 위장관 운동과 관련됨. 진통소염제와 달리 용량과 비례하는 작용을 하고, 용량을 올리면 수술까지 가능하다. 큰 단점은 용량에 의존한다는 것이다.

약효 용량표

Medication	Equianalgesic IM/IV	PO	T1/2	Dur	Sample Initial Dosine
codeine	120	300	3h	4-6h	15-60mg po q4-6h
fentanyl(Duragesic Patch)	100 μg	-	-	-	25 μg/hr patch, q3days
hydrocodone	-	30	-	4-6h	various products/ dosing(Lortab, Vicodin)
hydromorphone(Dilaudid)	1.5	7.5	2-3h	4-6h	2-4mg po q4-6h
meperidine(Demerol)	75	300	3-4h	4-5h	75-150mg IV/IM q3-4h
methadone(Dolophine)	-	20	-	6-8h	various dosing
morphine	10	30	2-4h	4-6h	10-30mg po q4h
morphine CR (MS Contin)	-	30	-	8-12h	15mg po q8-12h
oxycodone	-	30PO 15PR	-	3.5h	5-10mg po q4h
oxycodone CR (Oxycontin)	-	30	-	8-12h	10-40mg po q12h
pentazocine(Talwin)	60	180	2-3h	4-6h	30mg IV/IM q3-4h

All dosing above in mg except where noted. The dosing table should be used as follows: to convert from drug A to B, calculate the total # of mg of drug A given over a 24hr period. Convert total to drug B using the columns under "equianalgesic" above.

Administer that amount of drug B over 24hrs. 1

D. 스테로이드 주사제

	hydro-cortisoin	predni-solone	methyl-prednisolone	triam-cinolone	beta methasone
relative potency	1	4	5	5	25
onset	fast	slow	moderate	fast	
duration of action	short	intermediate	intermediate	intermediate	long

스테로이드/진통제 주사

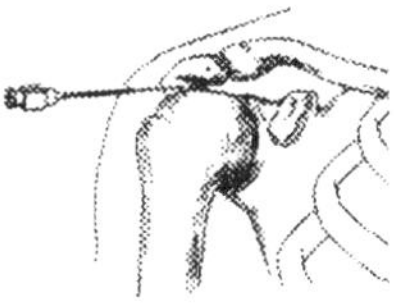

견관절 정맥낭염/회전근저염증(외측경로) - 1.5~21게이지 바늘로 5ml, 20mg 트리암시놀론과 국소진통제를 견봉각 20m 전방하방에서 피하 2cm 깊이로 주사함.

외상과염 - 팔을 테이블위에 늘어뜨려 쉬게 만들고, 주관절을 45° 굴곡하고 1.5인치 23게이지 바늘로 10mg 트리암시놀론 5ml와 국소진통제를 섞어 통증부위 주사.

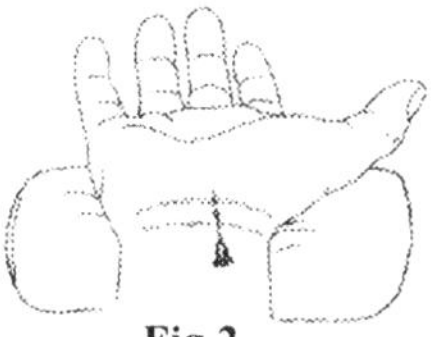

Fig.2

수군관 증후군 - 손목을 회외전하고 손목뒤에 타월을 받친다. 25게이지 바늘을 사용. 1ml, 10mg 의 트리암시놀론과 국소 마취제를 피부에서 60° 각도로 장장근과 요수근 굴곡건 사이에 1~2cm 바늘을 삽입한다. 손이상 감각이 1~2주 지속될 수 있다.

드퀘벵 건초염 - 척골측을 아래에 놓고 팔을 위치시킨다. 25게이지 바늘에 40mg 트리암시놀론 5ml 를 섞어 주사한다. 장무지 외전근과 단무지 신전근위에 팽윤이 되도록 주사한다. 저항이 느껴지면 건내주사를 막기 위해 바늘을 위로 후퇴한다.

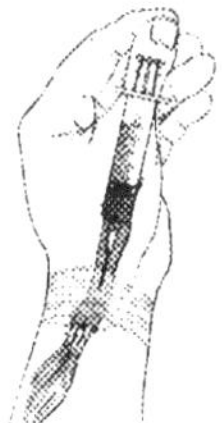

Fig.3

슬관절 - 무릎을 90° 구부리고 벌려 허공에 뜨도록 한다. 20~40mg 트리암시놀론을 5~6ml, 21게이지 바늘로 슬개건 옆에서 과간절흔을 향해 삽입한다. 주사후 24시간 내 보행을 삼간다.

거위발건 정맥낭염 - 바로 눕고 무릎을 편 채로 21게이지 바늘로 압통부위의 골막에 주사한다.

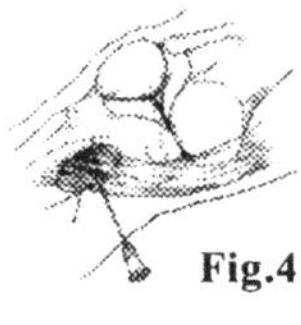

Fig.4

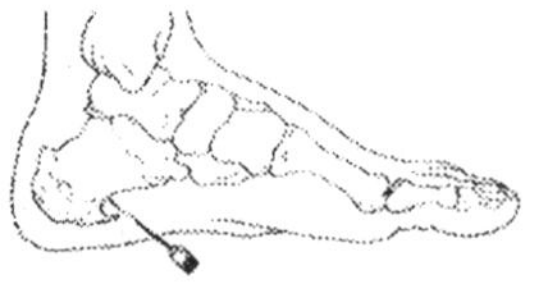

Fig.5

족저근막 - 엎드려 놓고, 23게이지 바늘을 족저근막과 종골부착 부위의 최대압통 부위에 삽입한다. 골막에서 약 2mm 후퇴하고 2ml 정도를 투여한다.

XXII. 응급상황

A. 급성자율신경 반사장애의 치료

1. 즉시 환자의 머리를 높이거나 앉힌다. 옷 등을 느슨하게 하고 원인에 대한 검사를 한다. 요로계부터 조사하고 카테타를 갖고 있다면 막히거나 조인 곳을 풀어주고, 카테타가 없으면 요로 방광에 카테타를 삽입한다. 혈압을 2~5분 간격으로 검사한다.

2. 안정되지 않고 이완기 혈압이 150mmHg 이상인 경우, 다음의 제제를 사용한다.

a. Nifedipine(니페디핀) Procardia 10mg 투여 후 씹거나 삼킨다. 30분 후 반복하고 노인이나 관상동맥 질환자는 주의를 요한다.

b. Nitrogllycerin(니트로글리세린, NTG)2% NTG 연고를 척수손상부위에 바르거나 설하 투여한다.

c. 기타제제: anylnitrate 흡입, hydralazine정맥 또는 근육주사, clonidine 경구투여, prazosin, captopril 경구투여.

3. 대변이 막힌 것이 의심되면, 리도케인 연고를 직장에 바르고 파내며 상태가 악화되면, 연고를 더 바르고 20분간 기다린 후 시행한다.

4. 요로감염, 방광염, 고위대변폐색, 압박궤양, 봉와직염, 혈전정맥염, 게실담낭염, 충수염, 통풍, 고환염전, 질염, 난소염전 등이 원인이 될 수 있다.

5. 회복후 2시간마다 환자를 체크하고 회복되지 않은 경우, 중환자실에서 치료하고 장기 항고혈압제사용을 고려한다.

B. 과민반응(아나팔락시스)

치료-에피네프린 0.3~0.5mg을 피하주사하고, 20분마다 필요에 따라 반복한다. 기도에 문제가 있다면 기관삽관을 한다. 설하투여나 정맥투여를 고려한다. 항히스타민제는 피부반응을 줄이고 반응기간을 줄여줄 수 있다. 회복 후 다시 재발할 수 있어 6~8시간이상 지켜보아야 한다. 스테로이드제제는 즉시 효과는 많지 않으나 초기 재발을 막아준다.

※ 24시간 이내 복용하면 효과가 줄어든다.

찾아보기

ㄱ

ㄴ

ㄷ

ㅅ

ㅇ

ㅊ

ㅋ · ㅌ

ㅍ